DE LA

CURABILITÉ CONSTANTE

DE

LA SUETTE

DITE MILIAIRE

AINSI QUE DES AFFECTIONS QU'ELLE COMPLIQUE

PAR

LE DR GRESSER

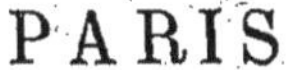

PARIS

FIRMIN MARCHAND | ADRIEN DELAHAYE
LIBRAIRE-ÉDITEUR | LIBRAIRE-ÉDITEUR
24, Passage Jouffroy. | Place de l'École-de-Médecine.

1867

DE LA CURABILITÉ CONSTANTE

DE

LA SUETTE

DITE MILIAIRE

AINSI QUE DES AFFECTIONS QU'ELLE COMPLIQUE

Paris. — Imprimerie typographique de Rouge frères, Dunon et Fresné,
rue du Four-Saint-Germain, 43.

DE LA

CURABILITÉ CONSTANTE

DE

LA SUETTE

DITE MILIAIRE

AINSI QUE DES AFFECTIONS QU'ELLE COMPLIQUE

PAR

LE DR GRESSER

PARIS

FIRMIN MARCHAND | ADRIEN DELAHAYE
LIBRAIRE-ÉDITEUR | LIBRAIRE-ÉDITEUR
24, Passage Jouffroy. | Place de l'École-de-Médecine.

1867

AVANT-PROPOS

En publiant cet opuscule, je n'ai point eu l'intention ni de plaire à la foule, ni de faire du métier, comme on le dit. J'ai voulu être utile aux hommes et cela a été toujours l'objet de mes désirs. La maladie que je traite, je l'ai observée pendant douze ans, et chaque observation nouvelle, au lieu de venir infirmer mes idées acquises, n'a fait que raffermir ma conviction sur ce sujet, qui était depuis très-longtemps nettement établie dans mon esprit.

Dans ce travail, fort restreint d'ailleurs, je n'ai point voulu attaquer les différentes doctrines qui ont eu cours ; j'ai craint, en le faisant, d'être désagréable à quelques médecins ; aussi ai-je eu le soin de laisser constamment devant elles

l'écran qui les dérobe; et si quelquefois, malgré
la promesse que je me suis faite avant la publication de cet écrit, j'ai fait voir, en employant toute-
foie un langage poli, le ridicule de certaines
idées qui étaient professées, ainsi que l'inutilité
de certains traitements qui avaient été employés;
j'ai eu le soin d'épargner les hommes qui, soit
par envie ou autrement, ont préféré sacrifier
leur malade que faire abandon de leur amour-
propre, je dirai volontiers de leur orgueil.
Quelques-uns d'entre eux n'ont jamais pu, ou
mieux, n'ont pas assez réfléchi que depuis l'apparition de la suette dans le Poitou, la constitution
médicale avait entièrement changé; que la suette
qui régnait depuis ce temps d'une manière
endémique avait changé totalement la phase
de certaines maladies, et que le traitement qui
convenait à une époque plus reculée pour les
traiter, réussirait difficilement, ou peut-être
pas, pour guérir aujourd'hui ces mêmes affections. La publication de mon livre a eu donc
pour but de combattre et de détruire pour toujours, si c'est chose possible, comme j'en ai
la ferme conviction, cette pratique qui est engen-
drée par la routine.

J'ai insisté sur deux points fondamentaux : les
observations d'abord et le traitement curatif mo-

tivé ensuite. J'ai parlé de la nature du mal et j'ai
exposé nettement à ce sujet mes propres opinions.
Si à la première lecture mes idées paraissent
un peu hasardées, je l'avais prévu d'avance et
je n'ai point, dès lors, manqué de faire appel
à l'anatomie et à la physiologie pour venir en
aide au praticien qui voudrait étudier cette question. Nous avons passé ensuite en revue les
symptômes, les causes, le diagnostic, le pronostic, la marche et la terminaison de la maladie. Nous n'avons pas même oublié d'indiquer les principales altérations cadavériques
que d'autres ont trouvées et ont constatées
pendant les épidémies meurtrières.

Comme on le voit, mon travail est entièrement
pratique; s'il cède un peu à la forme, à cause de
la rapidité avec laquelle il a été écrit, il ne cède
en rien à la vérité; les faits qui y sont rapportés
ont été recueillis et suivis au jour le jour;
j'ai tenu compte des moindres phénomènes
survenus pendant le·cours de la maladie, et
si, au premier abord, la lecture de ces observations paraît fastidieuse à cause de leur ressem-
blance sur plusieurs points, il est bon néanmoins
de les lire avec attention, car il faut toujours bien

se pénétrer de cette grande vérité, qu'une maladie où le système nerveux prédomine, bien que l'affection soit la même quant à la nature, ses symptômes varieront presque toujours, car autant qu'il y aura de malades qui en seront atteints, il y aura autant de variétés de la maladie principale.

Dr GRESSER,

De Gençay (Vienne).

DE LA CURABILITÉ CONSTANTE

DE LA SUETTE

DITE MILIAIRE

AINSI QUE DES AFFECTIONS QU'ELLE COMPLIQUE

Depuis vingt-quatre ans que j'exerce la profession
de médecin, j'ai eu l'occasion d'observer un grand
nombre d'affections, et j'ai pu m'assurer, souvent, que
parfois les auteurs avaient embelli le cadre nosologi-
que, assez étendu déjà, par des descriptions de maladies qui, quant à leur nature, sont les mêmes, et qui,
le plus souvent, ne diffèrent les unes des autres que
par l'absence de quelques phénomènes insignifiants,
et qui ne peuvent en rien masquer la nature du mal
au praticien tant soit peu exercé et habitué à traiter
les malades.

Ces réflexions, qui servent de préambule à ce livre,
sont applicables aux trois maladies réputées, de nos

jours, incurables, et qu'on désigne sous le nom de suette miliaire, de diphthérite et de variole. J'entends par incurabilité l'incertitude où se trouvent les praticiens de trouver un remède dit spécifique contre ces affections, et, par exemple, si un grand nombre de varioleux guérissent sous l'influence d'un traitement expectant, c'est que la variole n'est point alors compliquée de la suette miliaire. D'ailleurs, l'expression *d'incurabilité* a été souvent employée pour désigner ces maladies, et quelquefois l'Académie impériale de médecine a mis au concours de telles questions. Quant à la diphthérite et à la suette miliaire, ces deux maladies sont déterminées par l'altération du sang, et elles ne diffèrent l'une de l'autre que par le siége de l'éruption, qui a lieu en dedans dans la diphthérite, tandis que la miliaire se fait en dehors. La suette miliaire est, en outre, compliquée de troubles nerveux dont il faut tenir le plus grand compte, et par cela même nous aurons le soin, dans le courant de ce mémoire, de les signaler très-souvent à l'attention des lecteurs.

Comme on le voit, la *suette miliaire* est une affection plus commune qu'on ne le pense ; elle est très-souvent méconnue, parce qu'elle est la plupart du temps cachée ou confondue avec d'autres maladies, et malheureusement cette erreur de diagnostic a coûté souvent la vie à des malades qui auraient pu guérir, si la miliaire eût été reconnue dès le début.

C'est dans ces idées que j'ai fait de cette maladie l'objet de mes préoccupations constantes, et, grâce à ma persévérance, à un travail long et continu, je crois avoir élucidé quelques points cliniques de la suette, je crois surtout avoir trouvé un remède radical contre le mal, et pour en donner une preuve irrécusable, je citerai un nombre rigoureusement suffisant d'observations venant à l'appui, car en médecine les *faits* sont bien au-dessus des théories.

DÉFINITION ET NATURE

DE LA SUETTE MILIAIRE

Sous la dénomination de suette miliaire, et suivant les auteurs, on entend une *affection générale, une pyrexie endémique et épidémique, accompagnée de troubles variables et plus ou moins prononcés des différents appareils, mais principalement caractérisée par des sueurs excessives, auxquelles se joint, le plus ordinairement, une éruption vésiculo-papuleuse.*

L'opinion des médecins qui ont écrit sur cette maladie n'est pas la même sur la nature ni sur le siége du mal.

Bellot, Boyer, Pujol, Gastellier, attribuent la suette à la présence de matières putrides, de levains putrides occupant les premières voies, d'une bile dégénérée, stagnante dans la vésicule ; Bellot ajoute que cette maladie papuleuse est accompagnée d'une altération, d'une raréfaction du sang.

M. Rayer pense que ce n'est qu'une phlegmasie occupant simultanément plusieurs tissus, bien qu'il se refuse à tort à ne voir dans la suette qu'une gastro-entérite ordinaire ou qu'une inflammation simple de la peau.

M. Bouillaud ne croit pas à l'existence de la suette miliaire comme entité pathologique; pour lui la miliaire n'est qu'une forme de sudamina, qu'un accident, qu'un symptôme commun à un très-grand nombre de maladies fébriles, sporadiques ou endémiques, contagieuses ou non contagieuses, dans lesquelles il s'est opéré une diaphorèse abondante, et d'une certaine durée.

Pour nous, la suette miliaire appartient manifestement à la classe des maladies générales qui reconnaissent pour cause constante une altération du sang. La suette miliaire, si l'on tient compte des symptômes nerveux qui existent constamment dans le cours de cette maladie, devrait être considérée comme une névrose dont le point de départ serait les ganglions du grand sympathique devenus malades. — Mais ce n'est là qu'une pure hypothèse, qu'il est bon de signaler tout d'abord, avant que la physiologie et la clinique se soient plus manifestement prononcées.

HISTORIQUE

La suette miliaire, que l'on trouve décrite sous différents noms dont les plus communs sont : millet, febris vesicularis, puerpera puerperarum, miliaria, exanthemata miliaria, etc., n'est pas de date récente ; mais l'histoire de cette maladie n'offre qu'obscurité jusqu'au dix-septième siècle. Avant cette époque, si les auteurs en ont parlé, c'est d'une manière si vague, si peu précise, qu'on ne peut rapporter sûrement ce qu'ils en ont dit à la miliaire telle que nous la connaissons aujourd'hui. Cependant quelques auteurs ont prétendu qu'Hippocrate lui-même l'avait décrite, mais c'est inexact, et la prétendue description dont on parle se rapporte simplement aux pétéchies qui surviennent comme complication dans certaines maladies graves. On a dit aussi qu'on la trouvait dans les écrits d'Arétée, Cœlius Aurelianus, d'Aetius. Ces auteurs parlent, en effet, d'une éruption cutanée de pustules rouges et blanches ; mais ils n'ont pas assez caractérisé ces dernières, ils n'ont pas assez nettement dessiné les symptômes qui les précèdent et les accompagnent, pour qu'il soit permis d'affirmer que ces auteurs ont connu la maladie qui nous occupe; ce qu'ils disent peut parfaitement appartenir à d'autres phlegmasies cutanées.

La première description positive de la suette miliaire paraît devoir être rapportée à l'épidémie de Leipsig de 1652, observée par Welsch.

La Suisse, l'Allemagne, l'Angleterre furent aussi le théâtre de ses ravages; Rayer fut le premier auteur qui décrivit la suette anglaise, et, en 1684, dans ce dernier pays, elle fut soumise à l'observation du célèbre Sydenham.

Puis vint Allioni, qui publia, en 1758, sur la suette piémontaise, un petit traité qui renferme sur le pronostic certains aphorismes qui ont quelque valeur.

Bellot et Boyer, qui écrivirent sur ce sujet de 1740 à 1761, donnèrent une description assez complète de cette maladie.

C'est au siècle dernier qu'on la vit se manifester pour la première fois en France : elle parut d'abord en Picardie, puis en Normandie, notamment dans la ville d'Argentan. En 1734 et 1735, elle se montra dans la ville de Rouen. L'on peut dire que, depuis cette époque, elle est devenue pour les médecins de cette dernière province un sujet spécial d'étude; et en même temps que la Faculté de Paris couronnait en 1785 le mémoire de Gastellier, médecin de Montargis, sur la miliaire des femmes en couches, l'Académie de Caen rendait les mêmes honneurs à celui de Hardy, praticien dis tingué de cette même ville.

En 1822, parut l'ouvrage de M. Rayer, dans lequel

on trouve une bonne énumération des symptômes de
celte maladie. Après cet auteur, parurent différents
écrits que nous signalerons en passant, tels que ceux
de Parrot, de Fodéré (*Leçons sur les épidémies*, 1824),
de Barthez, de Guéneau et de Landouzy. Ajoutez encore les différentes notes historiques qui ont été faites
sur cette maladie à l'occasion des épidémies du Péri-
gord, 1839.

Le tome X des *Mémoires de l'Académie de Médecine* renferme la relation complète de la dernière épidémie (1841) du département de la Dordogne, par
M. le docteur Parrot. La suette qui, en 1845, a régné
à Poitiers et dans ses environs, a inspiré plusieurs
travaux estimables : nous citerons les mémoires de
MM. Gaillard, Orillard et Foucart.

Après avoir jeté un coup d'œil rapide sur l'historique de cette affection et avant de passer à l'étude des
symptômes, nous allons rapporter ici les observations
cliniques qui ont servi de base à ce travail ; et cette
manière de procéder aura l'avantage de prouver qu'en
écrivant on a eu présent à la mémoire ce vieux dicton :
Sapiens nihil affirmat quod non probet.

OBSERVATIONS

PREMIÈRE OBSERVATION.

Le nommé V..., âgé de soixante-deux ans, garde champêtre, demeurant à Piedfollet, dans une maison située sur le rocher, à 30 mètres au-dessus de la rivière, me fit appeler le 14 octobre 1863.

Le malade nous raconta que deux ans auparavant il a été atteint d'une fièvre intermittente, il fut guéri par l'administration du sulfate de quinine.

Le jour de ma première visite, je trouvai le malade dans son lit, couché sur le dos, se plaignant d'insomnie, de mal de tête et de douleurs dans les reins. Sa langue était modérément chargée, pointue et rouge à son pourtour. Sa respiration était gênée ; le pouls donnait 100 et 104 pulsations par minute, on ne trouvait rien d'appréciable du côté du cœur ni du foie. Le ventre, bien qu'il ne fut que modérément développé, était douloureux à la pression et cette douleur se faisait particulièrement sentir au-dessus de l'ombilic et à droite de la ligne blanche. La main appliquée dans la fosse iliaque droite faisait percevoir un peu de gargouillement ; il y avait en outre de la constipation. Il a mouché du sang.

Le malade se plaignait encore d'une fièvre intermittente qui avait lieu tous les deux jours, principalement pendant la nuit, et qui était accompagnée de fourmillements très-incommodes dans les mains et de douleurs dans les jambes. Peau chaude et sèche au toucher.

D'après cette série de phénomènes, je diagnostiquai une fièvre typhoïde et je prescrivis un traitement ayant pour but de combattre les différents états pathologiques existants.

20 octobre. — L'expression de la figure du malade est bonne, la langue est à peine chargée, mais rouge à la pointe ; le pouls est à 88, mou, facilement dépressible ; il existe un peu de sueur.

Je croyais à une sensible amélioration, quand tout à coup le malade vient me tirer de mon erreur en me disant « que tous mes efforts seraient inutiles pour le guérir, à cause d'une faiblesse tellement prononcée *qui lui fait pressentir qu'il n'avait plus que quelques heures à vivre.* »

Frappé de ce désespoir survenu tout à coup chez un homme d'un caractère énergique comme l'était le sujet de cette observation, je réexamine le malade avec plus d'attention et je trouve alors le ventre considérablement augmenté de volume, très-sensible au toucher et fournissant à la percussion un son tympanique, surtout sur le côté droit de la ligne blanche ; et à l'épigastre, j'aperçois une éruption confluente de papules rouges surmontées de vésicules blanches demi-transparentes et formant par leur agglomération une plaque ovale à reflet argenté ayant douze centimètres de hauteur sur 18 à 20 centimètres de largeur. Les fourmillements dans les mains, ainsi que les douleurs des reins et des jambes, continuent.

Je fus dès lors convaincu que mon malade était atteint de suette miliaire et, dans cette idée, je prescrivis le traitement suivant :

Perchlorure de fer anhydre   5 grammes.
Eau distillée   15 grammes.
Faites dissoùdre.

Mêler trente gouttes de cette solution dans un verre ordinaire d'eau froide et en prendre cinq à six verres par jour ; une gorgée à la fois.

Prendre dans la journée, à partir de cinq heures du soir, quinze décigrammes de sulfate de quinine, cinquante centigrammes toutes les deux heures.

Pour boisson du vin rouge coupé avec l'eau froide.

Le 23. — Le malade m'accuse qu'il se trouve beaucoup mieux et demande à manger. Le pouls est à 72, un peu mou, la langue est rouge comme si elle avait été nettoyée, le ventre est considérablement diminué, il est toujours un peu sensible à la pression et il donne un son clair à la percussion à droite de l'ombilic vers l'hypocondre correspondant ; il n'a plus éprouvé d'étouffements comme par le pasé ; il a dormi une partie de la nuit et il se sent revenir à la vie.

Prescription. — Continuer à prendre cinq verres de perchlorure de fer par jour, se nourrir convenablement avec des aliments de facile digestion, tels que

les viandes rôties ou grillées, les œufs à la coque,
poissons frits, etc. , etc., et du vin rouge coupé avec
de l'eau froide, selon les habitudes du malade. Se
tenir chaudement dans son lit.

26 octobre. — L'amélioration continue, le malade dort et mange bien ;   pouls à 60, assez développé, les douleurs des reins, des membres inférieurs,
les fourmillements dans les mains, ainsi que les étouffements à l'épigastre n'existent plus. Il va tous les
jours à la selle. Le malade demande à se lever; mais
je le lui refuse à cause d'abondantes sueurs qui continuent à couvrir son corps.

28 octobre. — L'état du malade s'améliore tous les
jours, le ventre est revenu à l'état normal, il n'est plus
sensible au toucher, le son clair que l'on percevait a
disparu , les sueurs ont considérablement diminué.
J'engage alors le malade à continuer l'usage du perchlorure de fer à la dose de quatre verres par jour et
je lui permets de se lever pendant le temps nécessaire
seulement pour faire son lit, en lui recommandant surtout d'éviter le refroidissement.

2 novembre.—Le malade m'apprend qu'il éprouve
encore des tournements de tête quand il est debout ;
mais qu'à part ce phénomène, il se trouve très-bien,
qu'il dort et mange avec appétit; qu'il n'éprouve aucune douleur, en un mot qu'il se trouve guéri.

Je l'engage à continuer l'usage du perchlorure de
fer pendant quatre jours au moins ; de prendre tous les
matins, à jeun, quatre cuillerées de vin de Séguin,
et des bons aliments pour nourriture ; faire usage de
café noir après le déjeuner et se lever tous les jours

pendant un laps de temps un peu plus considérable chaque fois, en évitant le moindre refroidissement.

5 novembre. — Je trouve mon malade dans un état tout à fait satisfaisant. Il est resté levé pendant trois heures sans être fatigué. Je lui conseille de continuer l'usage du vin de Séguin et je cesse dès ce moment mes visites.

Depuis, cet homme a repris ses occupations et la guérison s'est maintenue.

DEUXIÈME OBSERVATION.

Le 27 juin 1862, je fus appelé auprès de Mme C..., âgée de trente ans; depuis quatre ans, elle habite Poitiers. Elle était venue à Gencey, son pays natal, pour y mourir, disait-elle, car depuis trois mois elle éprouve de violentes souffrances que des doses énormes de sulfate de quinine n'ont pu calmer. Cette femme n'a aucun espoir de guérison et c'est plutôt par *forme* qu'autrement que je fus appelé auprès d'elle. Elle s'était rappelée néanmoins de la guérison que j'avais obtenue chez elle, alors qu'elle avait été atteinte d'une fièvre typhoïde, à l'âge de seize ans, et dont elle avait été promptement guérie.

Elle est d'une maigreur effrayante; elle ne dort plus depuis qu'elle est malade et depuis quinze jours elle ne mange pas. Elle éprouve des étouffements pendant lesquels elle se croit mourir; ces étouffements sont accompagnés de douleurs très-vives dans les reins et les hypocondres; elle a des battements de cœur, la tête lui fait mal et elle se plaint de bourdonnements continuels dans les oreilles et de douleurs à la nuque; la langue est modérément chargée et rouge dans tout son pourtour; le pouls à 120; il est petit, à peine perceptible; la respiration est gênée, il existe une toux sèche, cependant on ne trouve à l'auscultation que quelques râles sibilants. Le ventre est fortement météorisé et douloureux au toucher, plus particulièrement sur la droite de la ligne blanche, entre l'ombilic et l'hypocondre. La peau est sèche et chaude au toucher; il y a de la constipation.

La malade se plaint beaucoup de la fièvre qui la prend toutes les nuits par des frissons dans le dos et dans tous les membres avec mal de tête, douleurs de reins, engourdissements et fourmillements dans les doigts et dans les mains.

Prescription. — Prendre matin et soir dans un demi-verre d'eau sucrée vingt gouttes de laudanum de Sydenham.

Le 29 apparaît une éruption miliaire à la partie antérieure des bras, vers les poignets, où la peau commence à être humide.

Je supprime à l'instant même le laudanum et je fais prendre à la malade, par petites gorgées, quatre à cinq verres de la solution au quart de perchlorure de fer anhydre, en mettant trente gouttes chaque fois dans un verre d'eau froide contenant à peu près deux cents grammes.

Le 1ᵉʳ juillet, la malade est baignée dans une sueur excessivement abondante, répandant une odeur de paille pourrie, et on voit sur les bras, dans le dos et vers les lombes une grande quantité de papules rouges, surmontées de vésicules blanches demi-transparentes; pouls à 88, mou, peu développé; la langue est rouge, comme si on l'avait nettoyée, il n'y a pas eu de fièvre depuis l'apparition de l'éruption, la malade a un peu dormi et demande à manger.

Prescription. — Continuer à prendre tous les jours quatre verres de perchlorure de fer et manger, en satisfaisant à moitié son appétit, tous les aliments sans exception que la malade trouvera être de son goût.

Le 5 juillet, éruption miliaire devenue générale; tout le corps en est couvert; quelques papules rouges se montrent même vers les côtés des joues et vers les oreilles; l'appétit et le sommeil sont revenus, la malade dit que, si elle ne craignait pas que cela lui fasse mal, elle mangerait jour et nuit, et cependant, ajoute-t-elle, *je suis si faible.*

Le 7, le pouls, qui est à 72, est large; le ventre qui a considérablement diminué de volume n'est plus sensible au toucher. Il y a onze jours que la malade n'est allée à la selle, et cependant elle n'en est en aucune façon incommodée.

Je lui conseillai de continuer l'usage du perchlorure de fer et de prendre quelques lavements huileux.

Le 9 juillet, la desquamation commence sur les bras, le pouls est descendu à 60; la langue est naturelle, le sommeil est revenu et la malade demande à se lever.

Le même jour je prescrivis quatre verres de per_

chlorure de fer et je permis à la malade de se lever pendant quelques minutes seulement ; les jours suivants elle a pu rester deux heures debout sans fatigue.

Le 14, tous les symptômes de la maladie avaient disparu.

TROISIÈME OBSERVATION

La fille de cette dame, âgée de deux ans, et qui était restée constamment avec sa mère, se plaint, le 17 juillet, du mal de tête et de ventre ; sa langue est blanche et pointue, rouge dans tout son pourtour; pouls à 100 ; la respiration gênée, haletante ; le ventre, modérément développé, est douloureux au toucher, plus particulièrement entre l'ombilic et l'épigastre, et donnant à la percussion un son tympanique ; il y a de la constipation, et depuis deux jours son corps est recouvert d'une sueur fétide.

Prescription. — Calomel à la vapeur, 40 centigr. ; miel, quantité suffisante.

Mêler et prendre en une seule fois.

Dans la soirée, prendre en une seule fois quarante centigrammes de sulfate de quinine.

18 juillet. — L'enfant prend un verre et demi de perchlorure de fer, d'après la formule ci-dessus, c'est-à-dire 30 gouttes de la solution dans un verre d'eau froide.

Le 19 juillet. — Il se manifeste sur tout le corps l'éruption miliaire parfaitement bien caractérisée. L'enfant se trouve mieux, et demande à manger; on lui donne un œuf à la coque, qu'elle mange avec plaisir. Continuation du perchlorure de fer.

Le 20 juillet. — Les douleurs de tête ainsi que du ventre ont complétement disparu; les vésicules qui surmontaient les papules se sont affaissées et pour ainsi dire fondues dans la rougeur des papules. On continue l'usage du perchlorure de fer.

21 juillet. — J'apprends que la petite malade dort et mange bien; les papules, de rouges qu'elles étaient, sont devenues d'un rose pâle, et la desquamation commence sur toutes les parties du corps; l'enfant demande à se lever : je ne m'y oppose point; mais je recommande aux parents de lui faire continuer l'usage du perchlorure de fer pendant quatre jours et d'éviter avec soin le refroidissement. La jeune enfant guérit.

QUATRIÈME OBSERVATION

Le 7 juin 1863, je fus appelé auprès d'un enfant âgé de treize ans, le nommé P..., fils d'un fermier.

Je trouve cet enfant couché dans son lit, se plaignant du mal de tête et de ventre; il dit avoir eu la fièvre pendant la nuit, et l'accès fébrile a débuté par un léger frisson dans le dos, accompagné de douleurs de tête, des reins et du ventre. Il sent parfois un serrement, comme si un cercle de fer partant des reins entourait son corps, en passant sur les deux hypocondres et venait l'étouffer à la région épigastrique. Il éprouve, en outre, des battements de cœur, des picottements sur toute la surface du corps, et plus particulièrement dans le dos; sa figure est rouge et animée; sa langue est modérément chargée et rouge dans tout son pourtour; le pouls est à 96; un peu dur, assez développé, le ventre est sensible au toucher, surtout à l'épigastre et sur le côté droit de la ligne blanche, entre l'ombilic et l'hypocondre, où la percussion donne un son clair. La peau est chaude; le malade a quelques envies de vomir; il y a, en outre, de la constipation.

Prescription. — Purgation avec du chocolat de Desbrières; dans la même journée, entre cinq et neuf heures du soir, prendre 12 décigrammes de sulfate de quinine en trois fois.

Aussitôt l'effet du purgatif commencé, prendre par gorgées la solution au quart de perchlorure de fer tous les jours quatre verres, à l'exception du premier jour, où deux verres suffiront.

Sous l'influence de cette médication, dès le lendemain, le corps du malade est devenu rouge et brûlant, et il baigne dans une sueur abondante et répandant une odeur fétide *sui generis;* pouls à 80. Le malade se plaint toujours d'étouffements à la région précordiale. Les selles répandent une odeur insupportable.

Le 10 juin. — La langue est rouge, lisse et pointue; pouls à 80. Le malade a saigné du nez; les douleurs de la tête, des reins et du ventre ont diminué; on remarque sur tout le corps une éruption complète de la miliaire confluente, à tel point, que le ventre ainsi que la poitrine présentent ce *reflet argenté* dont nous avons déjà parlé. Les sueurs sont toujours abondantes et fétides. Le malade a dormi une partie de la nuit et mange avec appétit.

Le 12.—Le jeune homme a dormi toute la nuit précédente; la langue est nette, l'appétit bon, le pouls à 72, modérément développé; à la percussion, le ventre ne fournit nulle part aucun son tympanique; les vésicules se sont affaissées et ont disparu dans la rougeur des papules sur lesquelles elles s'élevaient; les papules elles-mêmes commencent à prendre une teinte rosée; le malade accuse un bien-être général.

Le 13. — L'amélioration se maintient; la peau reprend son aspect ordinaire; la desquamation commence; le malade demande à se lever, et ne prend plus que trois verres de perchlorure de fer par jour.

Le 14. — La desquamation s'étend sur toutes les parties du corps; le malade se lève et reste assis dans un fauteuil pendant deux heures, sans en être bien fatigué.

Le 18. — Le jeune malade a passé la moitié de la journée levé; les fonctions digestives s'accomplissent avec régularité; le sommeil est revenu. Je recommande de continuer néanmoins l'usage du perchlorure de fer pendant trois ou quatre jours, et je cesse dès ce moment mes visites. Il n'y a pas eu de rechute.

CINQUIÈME OBSERVATION

12 juillet. Un enfant âgé de 11 ans, frère du précédent, fut pris tout à coup, comme son frère, d'une

éruption confluente. Je le soumis au même traitement
alors qu'il m'avait déjà si bien réussi pour l'autre, avec
la différence qu'au lieu de douze décigrammes de sulfate de quinine il n'a pris qu'un gramme. La maladie
marcha avec la même rapidité, et le 20 juillet P...
était complétement guéri.

SIXIÈME OBSERVATION

Par une coïncidence malheureuse, quatre jours après
la guérison de ces jeunes enfants, leur servante, âgée
de dix-huit ans, fut prise pendant la nuit des mêmes
symptômes qu'avaient éprouvés ses deux jeunes maîtres.

Le 25, elle se purge dans la matinée avec un biscuit à la scammonée. Dès neuf heures du matin, à
cause de la rapidité de la marche de la maladie et
l'intensité des symptômes, je lui prescrivis à la dose
de cinq verres par jour le perchlorure de fer, et le soir
je fis prendre à la malade 15 décigrammes de quinine en trois fois, à deux heures d'intervalle.

Dès le lendemain, 25 juillet, l'éruption miliaire est
tellement complète et confluente que le corps de cette
jeune fille paraissait comme argenté. Elle prend le
même jour six verres de solution de perchlorure de
fer, et le 29 juillet elle put reprendre ses travaux,
malgré qu'elle se sentît encore un peu faible.

Il n'y a pas eu de récidive.

SEPTIÈME OBSERVATION

Le 27 juin, la sœur de la précédente, âgée de onze
ans, servante dans la même maison, est prise de la
même manière; et est traitée comme sa sœur, excepté
que les doses des médicaments sont proportionnées à
son âge; elle guérit aussi promptement et n'eut point
de rechute.

HUITIÈME OBSERVATION

Le 21 juillet, le jeune P..., âgé de sept ans, frère
des précédents, se plaint de douleurs très-vives dans
les deux genoux, où il existe du gonflement sans changement de couleur à la peau; les muscles fléchisseurs
et entre autres les couturiers sont contractés detelle
sorte que le malade se trouve assis dans son lit avec
les jambes croisées à la manière des tailleurs; pouls
120, petit, concentré; langue un peu chargée, rouge
vers la pointe, insomnie, perte d'appétit, le ventre
est modérément développé et donne un son clair à la
percussion, sur la droite de la ligne blanche entre
l'ombilic et l'hypocondre; il éprouve en outre de la
constipation, la peau est moite et ne présente aucune
trace d'éruption.

Après l'avoir purgé avec les trois quarts d'un biscuit à la scammonée et avoir obtenu ainsi trois selles
très-fétides, on lui applique des cataplasmes laudanisés

sur les genoux ; de plus on veut lui faire prendre du sulfate de quinine, soit par la bouche ou en lavement ; mais le petit malade s'y refuse obstinément. On lui fit prendre alors 30 centigrammes de poudre de Dœver.

Le 23 juillet, les cataplasmes ne produisant aucun soulagement, on applique de larges vésicatoires sur les genoux.

Le 25, on saupoudre les vésicatoires avec 3 centigrammes de chlorhydrate de morphine et on introduit dans le rectum, à trois heures d'intervalle, trois supositoires au beurre de cacao contenant chaque 25 centigrammes de sulfate de quinine.

Le 26, le pouls à 96, petit ; langue modérément chargée. L'enfant se plaint de douleurs vives dans le côté droit, où l'examen le plus attentif ne découvre rien de particulier ; ventre météorisé et sensible au toucher, il y a de la constipation ; les genoux sont un peu moins douloureux ; mais le gonflement persiste ainsi que la rétraction des membres inférieurs ; le corps tout entier est couvert d'une sueur fétide et on aperçoit pour la première fois dans la région lombaire, sous l'épiderme, des papules d'un rose pâle.

Prescription. — Prendre tous les jours au moins deux verres de perchlorure de fer ; pour boisson, du thé léger alterné avec l'infusion de tilleul.

Le 23, le pouls est à 80, un peu développé, langue rouge, lisse et pointue, les sueurs sont très-abondantes, l'éruption de papules roses pâles s'accuse davantage et apparaît sur toutes les parties du corps ; la dou-

leur des genoux, ainsi que du côté droit, a complétement cessé ; les jambes se sont allongées et l'enfant
demande à manger.

Le 30. Tout le corps de l'enfant est couvert de papules rouges, dont un quart à peine sont surmontées
de vésicules blanches demi-transparentes.

Le petit malade a bien dormi.

Le 3 août, la desquamation commence sur tout le
corps ; l'enfant se trouve mieux et demande à se lever.
Je lui permets de le faire pendant une demi-heure seulement par jour.

Le 10, le malade peut rester levé toute la journée ;
mais comme il y a toujours un peu de faiblesse, je lui
conseille le vin de quinquina à prendre à la dose de
deux cuillerées tous les matins, à jeun, et je cesse mes
visites.

Cet enfant qui, dans ses jeux aimait beaucoup se
rouler par terre, se plaint, le 25 août, du mal de tête,
de ventre et des envies de vomir ; il a passé la nuit, au
dire de ses parents, sans sommeil ; sa langue est blan
che et saburrale, rouge dans son pourtour ; le ventre,
météorisé, est sensible au toucher ; pouls à 96, petit
et concentré. Le malade n'a point d'appétit.

Après avoir été purgé avec huit décigrammes de
calomel, le petit malade se trouvant mieux demande
à manger, se refusant à toute espèce de traitement.

Le 29 août, il est encore pris de fièvre pendant la
nuit, il tousse, il éprouve un peu de douleur dans le
côté droit ; le ventre est sensible au toucher, les
genoux sont froids malgré que le haut du corps soit
couvert d'une sueur abondante, et on aperçoit dans le

dos quelques papules d'un rose pâle, tellement peu prononcés qu'à peine on les distingue.

A l'examen de la poitrine je ne trouve rien d'anormal.

Prescription. — Deux à trois verres de perchlorure de fer et sept décigrammes de sulfate de quinine à prendre dans la soirée.

L'enfant consent à prendre seulement deux verres de perchlorure de fer, mais il se refuse absolument à l'administration de la quinine de quelque manière que ce soit qu'on veuille l'employer.

Le 31, les symptômes s'aggravent, le pouls à 100, petit, la langue se charge ; il a vomi quelques gorgées de bile, il se plaint de douleurs dans les reins et dans les hypocondres *formant comme un cercl autour du corps* et d'un étouffement très-fort à l'épigastre, il accuse aussi une douleur à l'hypogastre et le malade n'a point uriné depuis 24 heures. En examinant on trouve la vessie vide.

Après avoir purgé le petit malade avec du chocolat à la magnésie, on lui introduit dans le rectum, dans la soirée du même jour, trois supositoires au beurre de cacao contenant chacun 25 centigrammes de sulfate de quinine.

Le 1ᵉʳ septembre le pouls bat à 88 par minute, il est petit, l'enfant a rendu pendant la nuit une grande quantité d'urine claire comme de l'eau ; la langue est chargée, le ventre météorisé, la peau d'un pâle blafard est couverte d'une légère moiteur et on aperçoit quelques papules d'un rose pâle sur les deux joues en allant vers les oreilles.

Prescription. — Deux à trois verres de perchlorure de fer ; mais c'est à peine si on parvient à lui en faire prendre un verre.

Le 3 septembre, même état.

Le 6 septembre le pouls est à 96, il est petit et facilement dépressible, les genoux et les pieds sont froids ; on lui fait prendre par cuillerées, d'heure en heure, du vin chaud avec un peu de cannelle en même temps que du perchlorure de fer.

Le 9, le nombre de papules augmente considérablement, on les aperçoit sur toutes les parties du corps ; mais elles sont toujours très-pâles et à peine visibles.

Le 12, malgré l'usage des sudorifiques et d'une potion à l'acétate d'ammoniaque, les papules restent toujours à l'état stationnaire ; je voulus lui faire prendre par la bouche le sulfate de quinine ainsi que la dose suffisante de perchlorure de fer ; mais je ne pus vaincre l'obstination du petit malade.

Le 14, on aperçoit une légère bouffissure dans les deux paupières supérieures ; le pouls devient plus faible et fréquent ; il est à 108.

Le 16, pouls à 112, petit ; langue chargée, l'enfant demande toujours à boire, les extrémités sont froides.

Prescription. — 10 centigrammes de musc dans 120 grammes de potion gommeuse à prendre par cuillerée.

Le 17, pouls à 120, est un peu plus fort, la langue sèche.

Le 18, pouls à 140, petit ; le corps tout entier est froid excepté dans la région sus-claviculaire où, en appliquant la main vers le cou, on éprouve la sensation que donne un liquide en ébullition, la respiration est très-précipitée, les battements du cœur sont tumultueux, le regard du malade est fixe, en un mot on aperçoit tous les symptômes d'un accès de fièvre pernicieuse.

Application de sinapismes qu'on promène sur toutes les parties du corps.

Cet état se prolonge jusqu'à trois heures du matin et le malade meurt.

Les personnes qui étaient auprès du jeune malade m'ont dit que deux heures après sa mort il est sorti beaucoup de sang noir par tous les pores de la peau et que le cadavre de cet enfant est tombé immédiatement en putréfaction comme si le décès eût remonté à trois jours.

NEUVIÈME OBSERVATION

Le père des enfants dont nous venons de relater les observations fut pris à son tour, le 12 janvier 1864, pendant la nuit, d'un frisson dans le dos accompagné de douleurs de tête et de reins ; de là cette douleur qui en passant sur les deux hypocondres *fait comme si un cercle de fer* était placé autour du corps du malade et déterminait de l'oppression vers l'épigastre ; il a mouché du sang, il se plaint de tournoiements de tête et de bourdonnements dans les oreilles, de fourmillements dans les mains et de douleurs dans les membres, douleurs qui sont accompagnées d'insomnie et de constipation.

La figure de cet homme est un peu plus rouge qu'à l'ordinaire, les yeux sont brillants, la langue, modérément chargée, est rouge à la pointe et sur les bords, pouls à 80, assez large ; mais mou, dépressible, la toux sèche ; à l'auscultation on ne découvre rien pourtant dans les poumons ; son ventre est peu développé, sensible au toucher, plus particulièrement à la hauteur de l'ombilic du côté droit où la percussion fournit un son clair, la peau est couverte d'une légère moiteur.

Prescription. — Se purger le matin avec 60 grammes de sulfate de magnésie ; prendre dans la soirée quinze décigrammes de sulfate de quinine en trois fois et cinq verres de perchlorure de fer tous les jours.

Le 14, il y a de l'amélioration, le pouls est à 76, large, développé sans être dur, ventre encore un peu météorisé, le malade a rendu des fécès d'une extrême puanteur, on aperçoit sur son corps quelques papules clair-semées d'un rouge pâle ; la peau est moite.

Le 16, pouls à 72, on aperçoit sur toutes les parties du corps une éruption de variole.

Le 22, l'éruption de la variole paraît complète ; pouls à 60 ; la langue s'est nettoyée, l'appétit et le sommeil sont revenus, le ventre est insensible au toucher, la peau est fraîche. Le malade continue à prendre tous les jours cinq verres de perchlorure de fer.

Le 1ᵉʳ février le mieux se soutient, le malade mange, le sommeil est revenu et il prétend être guéri, malgré que les boutons de la variole qui du reste a été assez discrète ne soient pas encore desséchés, il demande à se lever.

Le 3 février, le malade se trouve dans le meilleur état ; il se croit plus robuste que jamais ; néanmoins, quand il est levé il lui semble que sa tête n'est pas encore bien solide ; il peut cependant se tenir long-temps debout sans être incommodé et depuis cette époque il n'a éprouvé aucune rechute, malgré les intempéries auxquelles il s'était imprudemment exposé.

DIXIÈME OBSERVATION

Le 23 juillet 1862, le valet de pied du château de la Roche, âgé de 28 ans, est pris dans la nuit de fièvre très-intense avec frisson, douleurs de tête, de reins, étouffement à l'épigastre avec courbature, brisement des membres, fourmillements dans les mains, tournoiement de tête, de bourdonnement d'oreilles, d'insomnie et de constipation. Perte d'appétit, pouls à 96, langue un peu chargée.

Le 24, il a pris soixante grammes de sel de Sedlitz ; dans la soirée il a pris quinze décigrammes de sulfate de quinine et tous les jours il avale cinq à six verres de perchlorure de fer.

Dès le 25, le malade était couvert d'une éruption miliaire tellement confluente, que tout son corps paraissait comme argenté.

En continuant de prendre tous les jours les 5 à 6 verres de perchlorure de fer, cet homme a été guéri le 1ᵉʳ août, et depuis il n'a éprouvé aucune rechute.

ONZIÈME OBSERVATION

Le 3 juin 1862, T..., âgé de trente-six ans, d'une intelligence obtuse, demeurant avec ses parents, cultivateurs à la B..., se plaint d'une douleur très-vive datant depuis un mois, ayant son siége dans les reins, et d'insomnie ; mais comme sa physionomie est bonne et qu'il a bon appétit, ses parents croient qu'il peut travailler.

Pour le soulager, je conseille tout d'abord des frictions sur la région lombaire avec de l'essence de térébenthine.

Le 27 juin, je reviens auprès de ce malade, je le trouve couché dans le décubitus dorsal, ayant la face rouge, la langue modérément chargée, pointue et rouge dans tout son pourtour, le pouls, à 88, est un peu dur ; insomnie avec mal de tête qui le prend dans la nuit, de deux à quatre heures du matin, bourdonnement dans les oreilles, le ventre est peu développé, néanmoins la percussion donne le son tympanique sur le côté de la ligne blanche à la hauteur de l'ombilic. Le peu de sommeil qu'il prend est agité par des rêves effrayants qui le fatiguent beaucoup ; il a de la constipation ; malgré ces symptômes le malade a conservé l'appétit et le goût n'est en rien altéré.

La douleur de reins est moins vive, elle s'est propagée à la cuisse gauche où elle a envahi tout le côté externe jusqu'au tiers inférieur. Tout son corps est couvert de sueurs abondantes, on ne trouve pas de traces d'éruption.

Prescription. — Purgation le matin avec soixante grammes de sulfate de magnésie à prendre dans deux verres d'eau froide à une heure d'intervalle. Dans la soirée, prendre quinze décigrammes de sulfate de quinine en trois doses, et tous les jours cinq verres de perchlorure de fer. Appliquer sur la partie la plus douloureuse de la cuisse un large vésicatoire saupoudré tous les jours avec cinq centigrammes de chlorhydrate de morphine. Cette médication est exactement suivie durant quatre jours.

Le 29 juin, il y amélioration marquée, le pouls est descendu à 72, le malade a mieux dormi que d'habitude, mais il se plaint encore d'une douleur très-vive du côté des reins.

Je prescrivis l'application d'un large vésicatoire sur cette région et l'épiderme une fois enlevé, je le fis saupoudrer avec cinq centigrammes de chlorhydrate morphine.

Le 14 juillet, la douleur de reins ainsi que de la cuisse a diminué sans être toutefois abolie, le malade mange avec appétit; mais il est si faible, qu'il ne peut se tenir sur ses jambes, sa mère le croit guéri et dès ce moment je fus obligé, malgré moi, de cesser mes visites.

Le 7 août, je suis de nouveau appelé, je trouve le malade dans le décubitus dorsal, se plaignant du mal de reins, ainsi que de douleurs dans la cuisse gauche qui occupent toute la partie antérieure et extérieure du membre ; il y a de l'insomnie ; pouls à 96, petit, langue un peu chargée et rouge dans son pourtour ; la face rouge, les yeux un peu injectés, le ventre peu développé ; mais donnant un son tympanique sur la partie droite de la ligne blanche. Son corps est couvert de sueurs très-abondantes qui répandent une odeur de paille pourrie ; les genoux et les pieds sont froids ; il a saigné un peu du nez. Il a dans la nuit la fièvre qui apparaît tous les deux jours, et les accès se déclarent par une augmentation de douleurs dans les reins et dans la tête ; il a quelque envie de vomir ; il n'est pas allé à la selle depuis trois jours et son appétit est aboli. Après l'avoir fait purger et lui avoir fait prendre quinze décigrammes de sulfate de quinine, je lui prescrivis du perchlorure de fer à la dose de cinq verres par jour.

Sous l'influence de cette médication continuée jusqu'au 26, le malade se trouve mieux ; le sommeil et l'appétit sont revenus ; mais il éprouve encore quelques couleurs de reins, lesquelles en passant sur les hypocondres viennent jusqu'à l'épigastre et étouffent le malade ; il se sent encore trop faible pour pouvoir travailler, puisqu'à peine peut-il se tenir debout, tellement la tête lui vacille. Sa mère croit à une maladie dissimulant la paresse. Et ne pouvant moi-même convaincre cette femme ignorante, je dus cesser pour la seconde fois de lui donner mes soins.

Le 5 octobre suivant, je suis encore appelé auprès de lui ; cette fois sa mère le croit réellement malade.

En effet, je trouve ce malade couché dans son lit, le corps littéralement couvert d'une éruption confluente de la suette miliaire avec reflet argenté ; la langue fortement chargée, présentant un enduit jaune brunâtre, elle est très-rétrécie, rouge dans son pourtour ; le pouls bat 124 à 130 par minute ; il est petit, à peine appréciable avec quelques soubresaut des tendons ; la respiration précipitée ; le ventre fortement météorisé est très-sensible à la moindre pression ; les genoux et les pieds sont glacés ; il a des étouffements et des envies de vomir ; il rend de la bile d'une coloration dorée.

Le purgatif qu'on lui a donné, il l'a vomi et n'a pu garder davantage le lavement de bisulfate de quinine qu'on lui a administré ; son estomac ne peut point supporter ni le perchlorure de fer, ni les autres boissons.

Le 9 octobre, j'ai revu le malade, cette fois, sur les nstances réitérées de sa mère qui réclame de ma part les soins les plus assidus pour son fils.

Le pouls devient insensible, tout son corps est d'un rouge sombre présentant çà et là quelques petites taches d'un brun livide irrégulières, ayant trois à six millimètres de diamètre.

Dès lors toute médication est devenue impossible, et le malade meurt.

DOUZIÈME OBSERVATION

Le 30 août 1862, Mme L..., cuisinière au château

de la Roche, âgée de quarante-deux ans, garde le lit depuis deux jours; cette femme se plaint de douleurs atroces qu'elle éprouve dans les reins et le ventre, chaque fois qu'elle va à la selle, au lieu de rendre des matières fécales, dit-elle, c'est du sang pur qu'elle rend. Je recherchai, dès lors, dans sa manière de vivre si il n'y avait pas quelque cause qui eût pu déterminer cette dyssenterie, mais je n'ai rien trouvé. Les douleurs qu'elle éprouve lui sont d'autant plus insupportables qu'elle ne dort jamais. Sa figure est animée, ses yeux injectés, la langue modérément chargée est pointue et rouge sur les bords ainsi qu'à la pointe; pouls 96; le ventre est fortement météorisé et il est très-sensible à la moindre pression.

Croyant avoir affaire à une dyssenterie, j'employai tous les moyens qui sont recommandés en pareil cas jusqu'au nitrate d'argent cristallisé à haute dose (40 centigrammes), à prendre dans les vingt-quatre heures, sans pouvoir arrêter le flux du sang, la seule chose que j'aie pu obtenir par cette médication, c'est que la malade puisse se lever pendant quelques instants et prendre un peu de nourriture.

Le 27 septembre, j'aperçus sur le dos de chaque main une papule isolée surmontée de la vésicule blanche demi-transparente.

Dès le lendemain, à cette papule s'en joignirent plusieurs autres disposées circulairement. Je soumis alors la malade à l'usage du perchlorure de fer, à la dose de quatre verres dont chacun contenait 30 gouttes de la solution au quart de perchlorure de fer anhydre.

Dès le lendemain, 29 septembre, le flux du sang est

arrêté et les douleurs ont disparu comme par enchantement. En continuant l'usage du perchlorure de fer, le sommeil et l'appétit sont revenus à leur tour ; la langue s'est nettoyée, le pouls est descendu à 60, le ventre est devenu insensible et a repris son volume ordinaire, et la malade guérit le 26 octobre. Quant à l'éruption miliaire, elle a continué à s'étendre jusqu'aux coudes, qu'elle n'a pas dépassés.

Pendant quelques jours encore, la malade resta faible, malgré les toniques qu'on lui fit prendre ; mais à partir du 4 novembre, la guérison ne s'est point démentie.

TREIZIÈME OBSERVATION

Le 25 août 1863, je fus appelé auprès d'une autre femme, âgée de vingt-cinq ans, demeurant au Puinard, mère de trois enfants.

Je trouve la malade couchée dans son lit, dans le décubitus dorsal ; elle se plaint d'insomnie, du mal de tête et de reins. La douleur que la malade éprouve s'étend vers les hypocondres, et lui fait éprouver des étouffements à l'épigastre. Sa face est rouge, un peu violacée ; les lèvres sont bleuâtres ; la respiration est gênée, et l'expansion pulmonaire se fait d'une manière incomplète ; à l'auscultation, on ne trouve aucun râle. Pouls à 88 ; il y a perte d'appétit ; le ventre est fortement météorisé, sensible au toucher, plus particulièrement sur le côté droit de la ligne blanche, à la hauteur de l'ombilic, en allant vers l'hypocondre droit. Il y a de la constipation ; la mixtion de l'urine se fait avec difficulté, et la malade n'en a point rendu depuis vingt-quatre heures ; la vessie néanmoins contient très-peu de liquide, la peau est légèrement moite, et on aperçoit sur le ventre quelques papules, d'un rouge vif. Les genoux sont froids, et elle a mouché du sang.

Prescription. —Purgation, et prendre tous les jours, par gorgées, quatre verres de perchlorure de fer. Quant à prendre de la quinine, la malade s'y oppose.

Le 28 août. — On vient me chercher. La veille, vers quatre heures de l'après-midi, cette femme a eu, me dit-on, un petit accès de fièvre qui a déterminé la paralysie de la voix et a rendu la déglutition impossible, c'est pourquoi cette femme ne peut plus rien prendre ; elle manifeste par des signes que son état général est meilleur. Le ventre, d'ailleurs, est moins sensible.

Je prescrivis *illico* un lavement qui devait être pris en quatre fois et à deux heures d'intervalle. Ce lavement devait être composé comme il suit :

Décoction de tête de pavot blanc. 700 grammes.

Sulfate de quinine. . . . . 25 décigram.

Acide sulfurique et alcool, quantité suffisante prise en lavement.

Je fis appliquer sur chaque jambe un vésicatoire de forme arrondie ayant 10 centimètres de diamètre.

Cette prescription, malgré ma pressante recommandation, ne fut pas suivie, et cette femme succomba au second accès, qui eut lieu le 29 août à quatre heures du soir.

QUATORZIÈME OBSERVATION

Le 29 janvier 1864. — Je fus appelé auprès d'un homme, âgé de trente-cinq ans, atteint de variole confluente, et dont l'état inspirait la plus grande inquiétude. Tout son corps, en effet, était recouvert de pustules. Le pouls, qui bat 76 fois par minute, est assez développé ; la langue un peu chargée, mais humide et rose dans son pourtour. La respiration est libre ; le ventre, à la percussion, ne donne aucun son clair, il n'est point douloureux à la pression, la peau est tiède ; le malade manifeste le désir de manger. J'autorise trois potages par jour et une tisane agréable pour boisson.

Sur la réclamation du malade, qui ne peut vivre, dit-il, sans vin, et d'après les dires de ses voisins, qui m'apprirent que cet homme avait l'habitude d'en prendre six à huit litres par jour, quand il était bien portant ; je lui en prescrivis moi-même un litre coupé avec de l'eau, qu'il but, et au delà. Sans autre médication, il a guéri dans l'espace de peu de jours.

QUINZIÈME OBSERVATION

Le 23 mai 1863, appelé auprès de la femme G..., âgée de vingt-huit ans.

Je la trouve debout, se chauffant devant le feu ; malgré que la température fût très-élevée ce jour-là, elle prétend qu'elle ne peut se réchauffer. Elle me raconte qu'elle est malade depuis plus d'un an, et qu'elle a vu plusieurs médecins, qui n'ont pas pu la guérir à cause qu'elle est poitrinaire. Le pouls est à 120, petit; langue un peu chargée, pointue et rouge dans tout son pourtour. Elle ne dort pas depuis longtemps; la tête lui fait toujours mal, et elle est tourmentée par des bourdonnements d'oreilles; qui ont lieu plus particulièrement dans la nuit vers deux heures du matin; elle croit avoir dans ce moment-là de la fièvre à cause qu'elle devient moite; les reins et les deux côtés lui font souvent mal; elle éprouve des étouffements vers l'estomac et des battements irréguliers du cœur; elle se sent toujours oppressée, et elle a une toux sèche qui la fatigue beaucoup. L'inspection la plus minutieuse de la poitrine ne fait découvrir rien d'anormal, on constate seulement dans les deux carotides le souffle continu; son ventre est fortement météorisé et sensible au toucher; elle ne va à la selle que tous les sept ou huit jours, avec beaucoup de difficulté. Il y a un mois, elle avait le dévoiement; elle rendait des matières couleur de la bile et d'une odeur infecte. La peau est sèche, brûlante; tout son corps, et plus particulièrement la poitrine et le ventre sont couverts de papules rouges, dont quelques-unes seulement, un cinquième à peu près, sont surmontées de petites vésicules blanches, demi-transparentes et de la grosseur d'un grain de millet; il y a chez elle une grande exaltation nerveuse; elle a craché plusieurs fois du sang. Ses sueurs ont une odeur de paille moisie; la malade n'a aucun espoir de guérison.

Prescription. — Se purger avec un biscuit à la

scammonée; prendre dans la soirée quinze pilules de quinine, et tous les jours prendre par gorgées quatre ou cinq verres de perchlorure de fer et garder le repos.

Sous l'influence de ce traitement, continué pendant quinze jours, la malade se croit guérie, à cause que l'appétit et le sommeil sont revenus; elle va à la selle sans lavements, et rien autre ne lui fait mal; mais il lui reste encore une faiblesse qui l'empêche de se livrer à ses occupations ordinaires.

Je l'engageai à continuer l'usage du perchlorure de fer, et à se tenir chaudement, ce à quoi elle ne veut pas consentir. Elle sort au contraire tous les jours dans son jardin, pour y prendre de l'exercice; mais au lieu de se fortifier, elle s'affaiblit de plus en plus. Aussi a-t-elle fini par rechuter aux premiers froids.

J'appris que vers la fin de l'hiver, cette femme se sentant de nouveau malade, se fit transporter à Poitiers, où elle mourut.

SEIZIÈME OBSERVATION

Le 31 octobre 1863, appelé auprès de G..., âgé de vingt-huit ans, marié, journalier à Usson. Je le trouve couché dans le décubitus dorsal; il est malade depuis quatre mois; pendant tout ce temps, il a toujours été privé de sommeil; il ne s'est jamais ressenti de la fièvre; mais il éprouve des douleurs dans tout le corps, et plus particulièrement dans les reins, dans le ventre, ainsi que dans la tête et dans les jambes; des fourmillements dans les mains, accompagnés souvent d'engourdissement des bras; de plus, il éprouve des

exaltations nerveuses qui se traduisent par des mouvements involontaires des mâchoires, qui lui font faire
des grimaces effrayantes; les bras, les jambes s'agi-
tent convulsivement; tout son corps fait des contor-
sions; sa tête tourne fortement, tantôt d'un côté, tantôt
de l'autre. Tous ces désordres commencent ordinairement vers deux heures du matin, et durent pendant
deux à trois heures; il y a des redoublements vers
deux heures de l'après-midi; mais ils sont moins ac-
centués. Le malade croit que c'est *un sort* qui lui a été
jeté; les voisins, aussi ignares que lui, prétendent que
c'est le diable qui s'est introduit dans son corps.

Il a consulté plusieurs médecins, qui lui ont prescrit
différents traitements dont il n'a obtenu aucun soulagement; le dernier médecin qui l'a vu lui a conseillé
des douches d'eau froide : il s'est refusé d'en prendre,
disant que le froid le tuerait.

En l'examinant, je le trouvai très-maigre, ce qui
s'explique par la longueur de la maladie et la privation
d'aliments, car depuis un mois cet homme n'a pris que
du bouillon, et encore après l'ingestion a-t-il éprouvé
des envies de vomir; la langue est modérément chargée, pointue, et rouge dans son pourtour; le pouls est
à 85, petit, dépressible; le ventre est météorisé et
donne à la percussion un son tympanique, il est sensible au toucher, et plus particulièrement à droite de
la ligne blanche, en allant de l'ombilic vers l'hypocondre correspondant; il éprouve des étouffements à
l'épigastre, sa respiration est courte, et l'on entend à
l'auscultation à la partie postérieure et inférieure des
deux poumons un râle muqueux, mêlé à du râle sibi-

lant. La respiration devient meilleure quand le malade est placé sur son séant.

Tout son corps est couvert d'une légère sueur ; mais les poignets, les genoux ainsi que les pieds sont froids.

Prescription. — Se purger avec 60 grammes de sel de Sedlitz ; prendre 15 décigr. de sulfate de quinine dans la soirée du même jour que l'on aura pris la purgation ; faire usage du perchlorure de fer à la dose de cinq verres tous les jours.

Ce traitement a été ponctuellement suivi, et au bout de quinze jours, le malade a guéri en conservant toutefois une grande faiblesse, qu'il a combattue par un régime tonique et l'usage quotidien d'une tasse d'infusion de petite centaurée, qu'il prend tous les matins à jeun.

Depuis ce temps le malade n'a cessé de bien se porter.

DIX-SEPTIÈME OBSERVATION

Le 4 janvier, pendant que j'étais à Poitiers, on vint me chercher pour aller chez le sieur G..., fermier à Labranchère, pour soigner son fils, très-gravement malade. Un autre de ses enfants avait succombé dans la journée, après une saignée du bras qui lui avait été pratiquée. N'étant rentré à la maison que fort tard dans la nuit, je ne pus me rendre chez cet homme que le lendemain matin à sept heures. Dès qu'on m'aperçut, le père sortit de chez lui pour me dire que depuis

une demi-heure l'enfant pour lequel j'étais appelé était
mort; ce qui éloignait dès lors de sa pensée que la
saignée n'avait pu tuer le premier, puisque le second
était mort aussi rapidement sans avoir été saigné. En
même temps, il m'a prié d'aller avec lui chez son
beau-frère, fermier à La Braudière, à un kilomètre
plus loin, pour y visiter son neveu, atteint depuis la
veille de la même maladie que ses enfants; il craint
qu'il ne succombe comme les siens.

A mon arrivée à La Braudière, je trouvai le petit
malade, âgé seulement de neuf ans, couché sur le dos,
se plaignant du mal de tête, du ventre, et des
reins; sa face est rouge; ses yeux, injectés de
sang, sont vifs; les lèvres d'un rouge sombre; la
langue, modérément chargée, est pointue, rouge dans
tout son pourtour. Pouls, 96, dur, assez développé;
le ventre très-sensible au toucher, plus particulièrement du côté droit de l'ombilic, et à l'épigastre, où
la percussion donne un son tympanique. Il se plaint
d'étouffements, de battements de cœur; sa respiration
est gênée, et à l'auscultation on ne trouve aucun bruit
anormal dans les poumons; depuis trois jours il n'est
pas allé à la selle, et son appétit a un peu diminué.

Prescription. — Purger cet enfant, sans retard, avec
un biscuit à la scammonée; lui faire prendre, dans la
soirée, neuf pilules contenant chacune 10 centigr. de
sulfate de quinine, en en prenant trois toutes les deux
heures, et chaque jour faire usage, par petites gorgées, de trois verres de perchlorure de fer; 30 gouttes
de la solution, au quart, dans un verre d'eau froide.

Le 6 janvier.— Le petit malade est mieux, la face est moins rouge ; pouls, 80 ; le ventre moins sensible ; tout le corps est couvert d'une sueur abondante et fétide ; on aperçoit à la région lombaire une agglomération de papules rouges, surmontées de vésicules blanches demi-transparentes, qui forment un ovale de 15 centimètres de longueur sur 12 de largeur, ayant l'aspect argenté. Le malade demande à manger.

Le 8 janvier.—Pouls, 76, un peu mou ; la respiration est libre ; le ventre insensible au toucher ; les vésicules existant sur les lombes se sont confondues dans la rougeur des papules, dont la teinte est devenue rosée, et on aperçoit sur tout le corps une éruption de variole discrète. L'enfant dort bien, et il se sent de l'appétit.

Continuation du perchlorure de fer.

10 janvier.— L'éruption de la petite vérole est complète ; la peau est légèrement humide et fraîche ; le petit malade n'éprouve aucune douleur : il mange et dort bien, et peut être considéré comme guéri.

Depuis, il n'y a pas eu de rechute.

DIX-HUITIÈME OBSERVATION

Le 15 janvier 1863, je suis appelé de nouveau chez G..., qui a perdu déjà les deux enfants dont nous venons de relater l'histoire, et dont un troisième est tombé malade à son tour.

Le 15 février, on me demande pour soigner sa fille, âgée de quatre ans.

Le 4 mars, pour un autre de ses fils, âgé de quinze ans.

Le 24 mars, G... lui-même, âgé de cinquante-deux ans, réclame mes soins.

Le 4 avril, on vient me chercher pour un enfant âgé de dix-huit mois.

Et enfin le 25 avril, pour un autre, âgé de dix-sept ans.

Tous ces malades ont présenté les mêmes symptômes, c'est-à-dire mal de tête, douleurs des reins et du ventre; fourmillements dans les mains et dans les bras, compliqués d'engourdissement; manque de sommeil, respiration gênée, étouffements vers la région précordiale, de la constipation, manque d'appétit, des picotements sur la peau, des sueurs abondantes et fétides, qui étaient promptement suivies d'éruptions miliaires abondantes, bien caractérisées ; excepté le plus jeune, âgé de dix-sept mois, qui, indépendamment de papules d'un rouge pâle, avait le corps couvert d'une éruption de variole. Ils ont tous été traités de la même manière, c'est-à-dire par les purgations, la quinine à des doses différentes et proportionnées à leur âge; ils ont pris du perchlorure de fer : le plus jeune, un verre par jour; la fille, deux verres ; le père, cinq verres, et les autres enfants, quatre verres. Tous ces malades sont guéris dans un court espace de temps, excepté le père, lequel, au bout de cinq jours, se trouvant beaucoup mieux, s'est levé malgré ma défense et est sorti dans la cour. A la suite de cette imprudence, il retombe malade, et les étouffements qu'il a éprouvés l'ont tellement effrayé, que vers la fin d'avril, trois semaines après sa rechute, j'eus beaucoup de peine à le décider à quitter son lit, malgré la douceur de la température. Il a eu plusieurs éruptions accompagnées de sueurs d'une abondance telle, qu'elles ont traversé jusqu'à la paillasse du lit.

Il se sentait toujours très-faible, quoiqu'il mangeât beaucoup. Il n'a commencé à sortir de chez lui que le 2 mai. Les autres malades n'ont point éprouvé de rechute.

DIX-NEUVIÈME OBSERVATION

La fille T..., sœur de l'individu dont on parle à la onzième observation, tomba malade le 5 février, les symptômes qu'elle présentait étaient ceux de la suette miliaire sans qu'il y eût la moindre éruption sur le corps ni de sueurs, de manière qu'on pouvait prendre cette affection pour une fièvre typhoïde. Je lui fis suivre la médication employée en pareil cas, à l'aide de laquelle j'obtins la guérison de la malade dans neuf jours.

Je lui conseillai néanmoins de continuer encore pendant plusieurs jours l'usage des médicaments dits toniques.

VINGTIÈME OBSERVATION

Le 15 février 1864, je fus appelé auprès d'un malade, âgé de vingt-deux ans, qui était atteint de variole confluente, bien que ce malade eût été vacciné.

Je le trouvai au lit dans le décubitus dorsal, son corps tout entier recouvert de pustules qui se touchaient par leur bord, la peau était fraîche, légèrement moite. La langue un peu chargée, humide et large, rose dans son pourtour ; le pouls à 76, modérément développé, la respiration libre ; le ventre n'était ni douloureux ni météorisé, les selles sont régulières et le malade dit avoir faim et avoir dormi une partie de la nuit.

Après lui avoir recommandé de se tenir chaudement et de ne manger qu'à moitié de son appétit, de prendre des boissons mucilagineuses un peu tièdes, je lui annonçai que son affection n'aurait point de gravité ; mon pronostic s'est réalisé et au bout de huit jours le malade a été guéri.

VINGT-UNIÈME OBSERVATION

Le 15 février 1864, la femme B..., demeurant à la vallée de Vernon et âgée de vingt-huit ans, couchée dans le décubitus dorsal, a la figure rouge, les yeux quoique injectés de sang ont beaucoup de vivacité ; la langue est modérément chargée, pointue et rouge dans tout son pourtour. Pouls, 96, dur ; ventre peu développé, très-sensible à la moindre pression, surtout dans l'étendue située entre l'ombilic et l'épigastre ou la percussion donne un son sonore. La malade se plaint d'insomnie, de perte d'appétit, de douleurs vives dans les reins qui s'étendent vers les hypocondres formant comme un cercle autour de son corps et qui viennent l'étouffer à l'épigastre. La malade n'est pas allée à la selle depuis quatre jours, son haleine est fétide; elle a mouché du sang; son corps est couvert de sueur, on aperçoit sur ses fesses des papules rouges. et tout son corps présente le commencement d'une éruption variolique confluente. Elle éprouve toutes les nuits, vers deux heures du matin, quelques frissons dans le dos accompagnés d'augmentation de douleurs de reins et de jambes et suivis de chaleurs qui lui montent au visage et déterminent des sueurs très-abondantes et fétides.

Prescription. — Se purger le matin avec du chocolat Desbrières. Dans la soirée, prendre quinze décigrammes de sulfate de quinine en trois fois, et tous les jours ajouter à cette médication quatre verres de perchlorure de fer, badigeonner la figure avec du collodion riciné.

Le 19 février, la malade se trouve mieux; le pouls est à 88, il est moins dur; l'éruption varioleuse se fait régulièrement; les papules sont moins rouges, il y a un peu de sommeil et la malade demande à manger.

Le 25, l'éruption est complète, toutes les pustules se touchent, néanmoins la face n'est pas gonflée comme cela a habituellement lieu, grâce à l'effet préservatif du collodion. Pouls à 72, assez développé; la langue est nettoyée, lisse, comme si elle avait été dépouillée. Le ventre est revenu à l'état normal et la malade va tous les jours régulièrement à la selle; l'appétit est bon; elle avoue elle-même que si elle contentait son appétit, elle mangerait toujours et malgré cela elle est très-faible.

Le 28 février, la desquamation des pustules a commencé et l'état général de la malade est tellement satisfaisant que j'ai cessé de lui donner mes soins. La malade n'avait pas été vaccinée.

VINGT-DEUXIÈME OBSERVATION

Le mari de cette femme tomba malade à son tour. Le 14 mars, jour où je le vis pour la première fois, je trouvai cet homme, âgé de trente ans, dans son lit, le corps couvert de pustules varioliques sorties à moitié; pouls 88, assez développé; langue chargée avec quelques envies de vomir; un peu du mal de tête; sa peau est fraîche et couverte d'une sueur peu abondante, le ventre non douloureux au toucher.

Prescription. — Purgation avec 60 grammes de sel de Sedlitz et faire usage des boissons mucilagineuses à la température qu'il lui plaira, avec cette réserve que, s'il buvait froid, ne boire alors qu'une petite quantité à la fois.

Le 17 mars, le pouls est à 72, la langue est nettoyée, l'éruption variolique est arrivée à son apogée, l'état du malade, en général, est satisfaisant; il dort bien et demande à manger. Après lui avoir conseillé de garder pendant quelque temps encore le lit, je cessai mes visites.

Ce malade n'avait pas été vacciné.

VINGT-TROISIÈME OBSERVATION

Le 15 février 1864, la nommée B..., voisine du malade précédent, fut prise tout à coup d'une insomnie avec douleurs de tête, de reins, de ventre ; la percussion donne un son clair. Cette femme a la respiration gênée, et elle éprouve des étouffements avec battements de cœur, elle a mouché du sang. Son pouls est à 96, un peu dur ; langue chargée, avec des envies de vomir ; tout son corps est couvert de sueurs abondantes et on aperçoit çà et là quelques papules rouges avec commencement d'éruption de variole.

Je prescrivis une purgation avec la scammonée, 15 décigrammes de sulfate de quinine et 4 à 5 verres de perchlorure de fer par jour. Badigeonner la figure avec le collodion riciné.

Le 22 février, quand je vins revoir la malade, je la trouvai assise auprès de son feu. Elle me dit être faible bien que son état général se soit amélioré ; elle se trouve mieux levée que dans son lit, elle dort et mange avec appétit, le pouls à 76 et je crois devoir cesser dès lors toute visite.

VINGT-QUATRIÈME OBSERVATION

Le 17 février 1864, je fus appelé auprès de la femme M..., âgée de trente ans, habitant la même maison que la précédente, et qui n'était séparée de la chambre de B... que par un couloir.

Elle me dit éprouver depuis quelques jours un violent mal de tête, des envies de vomir et de la courbature. Elle a mouché du sang, sa langue est chargée et humide, pouls 88, peu développé, l'appétit diminué, constipation depuis trois jours ; son ventre ne présente rien de particulier. Elle accuse cependant ressentir un peu de malaise dans les hypocondres et vers l'ombilic. La peau est moite, et on aperçoit le commencement d'une éruption varioleuse, mais discrète.

Prescription. — Purgation avec du chocolat à la magnésie de Desbrières, et faire usage de boissons mucilagineuses un peu tièdes. Badigeonner la face avec du collodion riciné.

Le 22 février, l'éruption marche d'une manière régulière ; pouls à 72, un peu mou ; la langue est nettoyée, la malade dort bien et mange avec appétit ; son état général est si satisfaisant, que je crus devoir cesser mes visites ; je lui recommandai de continuer pendant longtemps encore l'usage des médicaments dits toniques.

VINGT-CINQUIÈME OBSERVATION

Le 25 février 1864, la femme B...., âgée de vingt-neuf ans, venait de faire huit kilomètres pour me consulter. Le facies était violacé ; je ne manquai pas de lui faire part de l'imprudence qu'elle avait pu commettre en venant de si loin me consulter dans l'état de maladie où elle était.

B... se plaignait d'insomnie, de manque d'appétit, de mal de tête se manifestant vers deux heures du matin ; elle a la fièvre, les reins sont sensibles, elle éprouve des étouffements vers l'estomac, sa langue est un peu chargée, pointue, rouge dans tout son pour- tour, pouls 96, petit, elle éprouve aussi des batte- ments de cœur irréguliers.

Son ventre, qui est météorisé, donne un son clair à la percussion, surtout vers le côté droit et au-dessus de l'ombilic, où il est sensible au toucher, il y a de la constipation. On aperçoit quelques papules rouges sur le sternum et à la partie inférieure des avant- bras.

Prescription. — Se purger avec soixante grammes de sulfate de magnésie, prendre dans la soirée et le même jour quinze décigrammes de sulfate de quinine, et tous les jours prendre par gorgées dans les vingt- quatre heures quatre à cinq verres de perchlorure de fer ; je lui recommande le repos absolu.

Le 27 février, je trouvai la malade chez son père, couchée dans son lit, le corps couvert de sueurs abon- dantes et fétides ; elle accuse ressentir du mieux et avoir un peu dormi, elle ressent même le désir de manger du pain.

Les reins toutefois lui font toujours mal et elle a même éprouvé des étouffements dans la nuit du 26 au 27. Pouls à 88, mou ; langue peu chargée, ventre toujours météorisé, elle dit avoir fait des selles d'une extrême fétidité.

Je lui conseillai de continuer le perchlorure de fer

en lui faisant espérer une prompte et certaine guérison, si toutefois elle écoutait mes instructions.

Mais à ce moment son père intervint et me dit qu'il
y a trois ans sa fille avait été malade de la même manière, et que le docteur G..., de Poitiers, l'avait guérie en trois jours.

Voyant que cet homme avait pleine et entière confiance dans les lumières de mon confrère, je lui conseillai de le faire prévenir, et je dus me retirer.

Le 27 octobre, il vint les larmes aux yeux m'apprendre que sa fille était morte, se repentant de la
suppression d'un traitement qui, dès le début, avait
déterminé une sensible amélioration.

VINGT-SIXIÈME OBSERVATION

Le 23 février 1864, la femme P..., âgée de vingt-
quatre ans, demeurant à Vernon, se plaint d'insomnie,
avec perte d'appétit, du mal de tête et des reins, ainsi
que de douleurs de ventre accompágnées d'étouffements à la base de la poitrine, de constipation ; elle a
saigné du nez ; langue est modérément chargée; pouls
96, un peu dur, la figure est plus rouge qu'à l'ordinaire,
le ventre est météorisé; à la percussion, l'on perçoit
un son clair au-dessus et à droite de l'ombilic, la peau
est brûlante et couverte de sueurs.

Prescription. — Se purger le lendemain matin
avec le citrate de magnésie, dans la soirée prendre
quinze décigrammes de sulfate de quinine ; prendre

cinq verres de perchlorure de fer tous les jours, par gorgées, à différents intervalles.

Le 26 février, la malade se trouve mieux, pouls 76, on voit sur tout le corps et plus particulièrement à la face et aux mains, où elle est confluente, une éruption de variole.

Prescription. — Continuer le perchlorure de fer ; badigeonner la face avec le collodion riciné.

Le 28 février, l'état général de la malade est satisfaisant, elle dort et mange bien. Le pouls à 72, assez développé ; les pustules varioliques continuent à s'ombiliquer ; le ventre est insensible au toucher, et à la percussion il ne donne aucun son tympanique. Je recommande à la malade de garder le lit pendant quelques jours encore, et de continuer surtout l'usage du perchlorure de fer.

VINGT-SEPTIÈME OBSERVATION

Le 4 mars 1864, R..., âgé de trente ans, demeurant à Boisboursault, commune de Vernon, présente les mêmes symptômes que la femme P... et il fut traité de la même manière.

Le 14 mars, les pustules varioliques commencent à se dessécher. Le malade n'ayant aucune fonction troublée, je cessai mes soins.

VINGT-HUITIÈME OBSERVATION

Le 6 mars 1864, le comte de B... réclame mes soins.

Depuis trois semaines, il est indisposé; il y a quinze jours qu'il s'est purgé avec le sel de Sedlitz, et à la suite de cette purgation il s'est trouvé mieux; mais un bain tiède qu'il a pris, il y a cinq jours, lui a produit un mauvais effet; sa langue est chargée, assez large, et rouge à la pointe; le pouls à 96, un peu dur; il tousse beaucoup et passe les nuits sans sommeil.

Sur sa demande d'un looch avec l'oxyde blanc d'antimoine, je lui fais observer que je pense qu'il lui serait plutôt nuisible qu'utile; néanmoins, comme je savais qu'il ne pouvait pas en résulter d'inconvénients et pensant que le malade pourrait se rendre compte lui-même de l'inefficacité de cette médication, j'adhérai à son désir, je le prévins néanmoins que si les premières cuillerées de ce médicament ne produisent pas le soulagement désiré, il en cesserait l'usage; je lui prescrivis donc un looch composé comme il suit :

Mucilage de gomme. . . .   150 grammes.
Oxyde blanc d'antimoine. .   15 décigrammes.
Sirop . . . .   50 grammes.

P. S. A. Looch.

A prendre une cuillerée toutes les heures en ayant soin d'agiter la fiole.

Le lendemain matin, le 6 mars, à mon entrée dans la chambre du malade, la première chose qu'il me dit fut de me donner raison sur ce que je lui avais prédit la veille. A la suite de ce looch, il avait passé en effet une nuit affreuse. J'ai eu vers trois heures du matin, me dit-il, la fièvre qui m'a pris par des douleurs vives dans les reins et la tête; j'éprouvais en même temps un serrement circulaire à la base de la poitrine qui déterminait une suffocation d'autant plus pénible qu'elle était accompagnée d'une toux violente et saccadée. La face ainsi que les lèvres sont violacées, les yeux injectés, langue saburrale et rouge sur les bords; pouls à 88; respiration gênée, on trouve à l'auscultation des deux côtés et dans toute la hauteur des poumons, des râles sibilants avec quelques bulles muqueuses vers la base ou l'expansion pulmonaire se fait incomplétement; le ventre fortement météorisé est sensible au toucher, plus particulièrement au-dessus et à droite de l'ombilic, où il donne un son clair. A dix centimètres de l'ombilic et à droite, on aperçoit une tache rouge ayant cinq millimètres de diamètre, ne s'effaçant pas sous la pression du doigt; cette tache qui est irrégulièrement arrondie n'est autre chose qu'une pétéchie; la peau est chaude et couverte de sueur, les genoux sont froids; constipation depuis trois jours; le mouchoir est couvert de crachats sanguinolents.

Prescription. — Purgation le matin avec le citrate de magnésie de Rogé, prendre dans la soirée en trois fois, à deux heures d'intervalle, quinze décigrammes de sulfate de quinine; prendre tous les jours cinq verres de perchlorure de fer, choisir des aliments qui conviennent au goût du malade et boire pendant le repas du vin rouge vieux coupé avec de l'eau.

Le 8 mars, M. B... ressent une légère amélioration; la toux est un peu moins fréquente; mais les crachats continuent à être sanguinolents; je propose au malade de prendre, indépendamment du perchlorure de fer, matin et soir, une pilule composée comme il suit :

Poudre de belladone. . .   50 centigr.
—   de thébaïque . .   5   —
Sulfate de quinine. . . .   50   —
Kermès minéral.   10   —

Poudre de guimauve et miel quantité suffisante.

F. S. A. 20 pilules.

En suivant très-régulièrement ce traitement pendant quelques jours, l'état du malade, qui a constamment gardé le lit, s'est modifié peu à peu avec une parfaite régularité jusqu'au 19 avril, où la guérison étant complète, j'ai cessé mes visites.

VINGT-NEUVIÈME OBSERVATION

Le 9 mars 1864, R..., âgé de quarante ans, demeurant au Papault, me fait appeler. Il me raconta qu'en revenant d'une foire où il s'est beaucoup fatigué, il a été pris d'un violent mal de tête qui dura deux jours sans discontinuer avec acerbation pendant la nuit, en même temps qu'il éprouvait des bourdonnements et des tintements dans les oreilles. Sa face est rouge, très-animée ; les yeux sont vifs et hagards, la langue est un peu sèche sans être chargée, elle est pointue et rouge dans son pourtour. Le pouls, qui bat 96, est dur, saccadé ; la respiration est gênée ; des douleurs vives se font sentir dans les reins et les hypocondres avec étouffements à l'épigastre ; le ventre est sensible au toucher et plus particulièrement à la région épigastrique et à droite vers l'hypocondre où la percussion donne un son clair. La peau est sèche, brûlante ;

on aperçoit sur tout le côté droit, depuis l'aisselle jusqu'au genou, un éruption clair-semée de papules rouges qui sont surmontées de petites vésicules blanches demi-transparentes de la grosseur d'un grain de millet. Le malade a mouché du sang et depuis deux jours il éprouve de la constipation. Il est extrêmement agité.

Prescription. — Se purger le matin avec soixante grammes de sel de Sedillz, prendre dans la soirée quinze décigrammes de sulfate de quinine en trois fois et tous les jours cinq verres de perchlorure de fer.

11 mars. — Le malade se trouve mieux; la douleur de tête ainsi que les tintements d'oreilles ont considérablement diminué. Le pouls est à 88; il est dur au toucher, les selles rendues sont fétides, d'une couleur grise ressemblant par la couleur à l'onguent mercuriel; la peau est chaude, elle est couverte de sueurs fétides et on voit sur tout le corps et plus particulièrement vers la face et les mains le commencement d'une éruption confluente de variole. Le ventre est toujours météorisé.

Le 13 mars, l'éruption variolique s'est faite d'une manière régulière; la peau est couverte de sueurs abondantes; le pouls à 76, il est un peu mou. Le ventre a considérablement diminué de volume, le malade a dormi jusqu'à six heures du matin, il demande à manger; en somme, son état est tellement satisfaisant que s'il n'avait pas de boutons, dit-il, il se croirait guéri.

Prescription. — Continuer l'usage du perchlorure de fer.

Le 14 mars, son état s'aggrave, on vient m'annoncer que le malade est très-mal et qu'il a passé une mauvaise nuit. À mon arrivée, j'apprends que malgré ma recommandation d'envoyer chercher du perchlorure de fer et d'en prendre, la femme, croyant son mari hors de danger, et celui-ci ne demandant pas mieux que d'être affranchi du désagrément de prendre ce médicament, crut pouvoir s'en passer et mon ordonnance ne fut pas remplie. Le malade s'était contenté de ne prendre que le restant de la fiole qu'on pouvait évaluer à une demi-verrée.

Je trouve R... assis sur son lit, les yeux hagards; on voit sur sa joue gauche quelques pustules varioliques ayant une teinte brunâtre, à moitié affaissées. Le pouls 96, dur. Le malade, en m'apercevant, me demande d'une voix saccadée son fusil pour se défendre, et me rend compte de l'inquiétude qu'il a que sa femme semble s'entendre avec ses domestique pour l'assassiner.

Après avoir prescrit l'application des sinapismes aux jambes et aux cuisses, je recommande de lui donner sept verrées au lieu de cinq de perchlorure de fer par jour.

Le 15, la nuit fut encore mauvaise, le malade, surexcité, s'est levé précipitamment, est sorti tout nu au dehors pour aller coucher chez sa sœur qui habitait à quinze cents mètres de son domicile.

Malgré cette imprudence, je trouvais néanmoins le

malade dans un meilleur état; il reconnut la faute qu'il avait commise et me fit ses excuses, en me priant de ne pas l'abandonner et me promettant surtout d'exécuter ponctuellement mes prescriptions.

Le 17, le pouls, à 80, est mou, la langue est humide, large et non chargée; la respiration est libre, la figure ne présente qu'une seule croûte, tellement la variole est confluente; le malade ne peut pas entr'ouvrir les paupières; le ventre n'est plus ni ballonné ni sensible au toucher; la peau est fraîche et couverte de sueur. Le malade demande à manger.

Prescription. — Prendre six verres de perchlorure de fer; trois potages et du vin rouge coupé avec de l'eau pour boisson.

Le 19, le malade se trouve bien, la langue est nette, le pouls à 72. Cet homme a dormi toute la nuit et est allé à la selle à la suite d'un lavement.

Prescription. — Prendre cinq verres de perchorure de fer par jour. Quant à la nourriture à prendre, je lui laisse choisir les mets selon son goût.

A partir de ce jour jusqu'au 29, époque à laquelle j'ai cessé mes soins, sa position s'améliore de plus en plus jusqu'à parfaite guérison.

TRENTIÈME OBSERVATION

Le 8 mars 1864, je fus appelé auprès d'un homme nommé Gonnin, fermier au Sorbier, âgé de cinquante et un ans, qui avait eu quelques jours auparavant un panaris au doigt que j'avais eu le soin d'inciser. Depuis ce temps-là, le malade devint souffreteux : il se plaint du mal de gorge et de l'impossibilité qu'il éprouve d'avaler les aliments qu'il prend. La nuit, il ne dort pas, et il ne va pas à la selle depuis trois ou quatre jours; la langue est un peu chargée, pointue, rouge dans son pourtour; on aperçoit sur les amygdales, qui sont un peu gonflées et d'un rouge livide, de fausses membranes d'un blanc grisâtre, fortement adhérentes; pouls à 96, petit, concentré; la respiration est courte, le ventre sensible au toucher : quoiqu'il ne soit pas développé, il est tendu; la percussion donne un son clair à la droite de la ligne blanche; à la hauteur de l'ombilic, la peau est sèche et brûlante; on aperçoit sur les fesses quelques papules rouges clairsemées. Il dit que la tête lui fait mal, ainsi que les reins.

Prescription. — Prendre, avant toute chose, par gorgées, toutes les cinq minutes, jour et nuit, sans discontinuer, la solution au quart de perchlorure de fer; trente gouttes dans deux cents grammes d'eau froide, se purger le lendemain avec soixante grammes de sel de Sedlitz.

Le 11 mars. — Le malade avale avec plus de facilité ; à l'inspection de la gorge, on voit que la membrane muqueuse du pharynx ainsi que du larynx a repris sa coloration normale ; les amygdales sont encore couvertes de fausses membranes ; elles sont entourées d'un cercle d'un rouge livide de cinq millimètres de largeur ; la langue rouge, lisse ; pouls, 92, petit ; la peau est moite ; le malade demande à manger.

Continuer à prendre toutes les cinq minutes, nuit et jour, une gorgée de perchlorure de fer ; prendre des aliments à son choix.

Le 13. — Je trouve notre malade beaucoup mieux ; à l'inspection de la gorge, on n'aperçoit plus de fausses membranes ; la coloration de la gorge paraît partout normale, excepté à la partie centrale des deux amygdales, où elle est d'un rouge foncé ; le pouls à 72. — Continuer le perchlorure de fer ; prendre des aliments, et pour boisson du vin rouge coupé avec l'eau.

Le 15. — Le malade se trouve plus souffrant que la veille : il se plaint d'une douleur très-vive à la gorge, et cette douleur augmente par la déglutition ; à l'inspection, on aperçoit le fond de la gorge ainsi que le voile du palais, qui sont d'un rouge sombre ; sur les amygdales, qui paraissent à moitié effacées, on aperçoit deux fausses membranes d'un blanc cendré, ayant chacune douze millimètres de diamètre ; l'haleine est fétide, le pouls à 112, petit, facilement dépressible ; la peau est chaude et sèche, le ventre est météorisé ; le malade a rendu des selles d'une extrême puanteur ; il dit avoir eu la fièvre pendant la nuit, accompagnée d'étouffements vers la base de la poitrine, et de baitements de cœur.

Ne sachant à quoi attribuer cette rechute, j'interrogeai le malade, qui m'apprit qu'il s'était refroidi le corps pendant qu'on faisait son lit.

Prescription. — Prendre toutes les cinq minutes une gorgée de perchlorure de fer; se purger immédiatement avec soixante grammes de sel de Sedlitz, et dans la soirée, prendre quinze décigrammes de sulfate de quinine.

Le 18 mars. — L'état du malade est satisfaisant; son corps est couvert de sueurs; on aperçoit sur le ventre et à la base de la poitrine quelques taches pétéchiales.

Je lui conseille de prendre quatre verres de perchlorure de fer, de bien se nourrir, et boire du vin rougi avec de l'eau froide et de garder le lit.

Après mon départ, le malade ne tenant aucun compte de mes conseils, se lève et s'expose de nouveau au froid en se mettant auprès de son feu.

Le 19 mars. — On vient me chercher. Je trouve le malade dans son lit, en proie à la plus vive inquiétude sur son état, qui, en effet, était des plus graves; il se plaint particulièrement de la gorge, devenue tellement douloureuse que la déglutition est impossible. A l'inspection, on trouve l'intérieur de la bouche un peu plus rouge qu'à l'ordinaire; la langue est un peu chargée, pointue, et rouge dans tout son pourtour; pouls à 104, petit; respiration précipitée; le ventre est modérément développé, sensible au toucher, surtout

à la hauteur et à droite de l'ombilic, où la percussion
donne le son tympanique. Le malade n'a pas dormi la
nuit précédente, et sa peau est sèche et chaude.

Pour calmer cette douleur, je lui conseillai de mettre
dans sa bouche des fragments de glace, qu'il rempla-
cera par d'autres aussitôt qu'ils seront fondus.

Le 21 mars. — L'usage continuel de la glace pendant quarante-huit heures a opéré une réaction salu-
taire, et je trouve le malade baigné par la sueur ; le
pouls est à 72, large, bien développé, sans être dur ;
on aperçoit à la région lombaire, dans une étendue de
vingt sur quinze centimètres de diamètre, une éruption
confluente de papules rouges, surmontée de petites vésicules blanches, demi-transparentes, qui forment par
leur agglomération une ellipse à reflet argenté.

Je fais cesser l'usage de la glace pendant un jour,
et je la fais remplacer par quatre verres de perchlorure de fer, que le malade prend tous les jours jusqu'au
30 mars, époque de la guérison.

TRENTE ET UNIÈME OBSERVATION

Le 13 mars 1864, je fus appelé auprès de B..., âgé
de soixante ans, qui était atteint de variole; quelques
jours auparavant, sa femme avait succombé à cette
maladie.

Je le trouve couché dans le décubitus dorsal, tout
son corps couvert de pustules de variole à moitié sorties, les yeux injectés de sang, la langue modérément
chargée, pointue, et rouge dans tout son pourtour ; la

respiration est courte ; le pouls à 96, un peu dur ; ventre météorisé et sensible au toucher, plus particulièrement à l'épigastre et à la hauteur de l'ombilic, sur la droite de la ligne blanche où on trouve un son tympanique ; la peau est brûlante, quoiqu'elle soit couverte de sueurs. On aperçoit à la base de la poitrine et sur le ventre quelques taches pétéchiales ; le malade se plaint de douleurs de reins, de la tête et du mal de gorge, surtout quand il boit ; il a eu des envies de vomir, et depuis quatre jours il n'est pas allé à la selle.

Prescription. — Purgation le matin avec soixante grammes de sel de Sedlitz ; le soir, prendre quinze décigrammes de sulfate de quinine ; tous les jours, prendre cinq verres de perchlorure de fer et badigeonner la face avec le collodion riciné.

Sous l'influence de ce traitement, l'état du malade s'améliore graduellement jusqu'au 23 mars, époque de sa guérison.

TRENTE-DEUXIÈME OBSERVATION

Le 14 mars, je fus appelé auprès d'une femme, nommée Champidor, âgée de quarante ans, demeurant à Vernon, et qui était atteinte de variole. Son enfant, âgé de neuf mois, avait succombé à la même affection, et son cadavre se trouve dans le lit à côté de sa mère. Je trouve la malade couchée dans le décubitus dorsal : le corps est couvert de pustules varioliques confluentes, sorties aux trois quarts au moins ; la langue est fortement chargée ; pouls à 96, dur ; respiration gênée ; ventre météorisé et très-sensible au toucher ; la peau brûlante, quoique couverte de sueurs abondantes et fétides ; se plaint d'insomnie, avec mal de tête et de bourdonnements dans les oreilles, du mal de reins, de douleurs dans l'hypocondre gauche et d'étouffements vers l'estomac ; elle prétend que toutes les nuits elle a la fièvre et qu'elle souffre davantage à ce moment-là. Il y a de la constipation.

Prescription. — L'éruption variolique est complète. Je prescris néanmoins le chocolat à la magnésie de Desbrière ; et dans la soirée du même jour, elle prend quinze décigrammes de sulfate de quinine, ainsi que cinq verres de perchlorure de fer, dont elle doit commencer l'usage aussitôt l'effet purgatif commencé.

Sous l'influence de ce traitement, cette femme s'est trouvée guérie le 26 mars.

TRENTE-TROISIÈME OBSERVATION

Je fus appelé à la même époque pour donner des soins à un enfant nommé Barrault, âgé de douze ans, dont les parents habitent Vernon. Je trouvai ce petit malade presque immobile dans son lit, la figure pâle, bouffie, la langue très-pâle, un peu rouge à la pointe, les lèvres pâles, pouls à 96, petit, à peine sensible, la respiration gênée, et cependant on ne découvre rien à l'auscultation malgré qu'il ait vomi plusieurs fois du sang d'un rouge foncé, et qu'il saigne souvent du nez.

Le ventre est douloureux au toucher, surtout à l'épigastre et à droite de l'ombilic en allant vers l'hypocondre où la percussion donne un son clair ; il ne dort pas et
dit n'avoir été à la garde-robe depuis quatre jours. Il a
la fièvre toutes les nuits vers deux heures du matin, en
ce moment-là il souffre davantage et éprouve de l'oppression du côté du cœur. Tout son corps, qui est
d'une pâleur remarquable, est constamment couvert de
sueurs abondantes et fétides ; ses genoux ainsi que ses
pieds sont refroidis. De plus il se plaint d'éprouver
une toux sèche qui le fatigue beaucoup. On aperçoit
sur ses joues quelques papules roses clair-semées.

Prescription. — Purgation avec un biscuit à la
scammonée, prendre dans la soirée douze décigrammes de sulfate de quinine et faire usage de quatre
verres de solution par jour de perchlorure de fer, au
quart, trente gouttes dans un verre d'eau froide.
Prendre des aliments d'excellente qualité et pour boisson du vin rouge coupé avec l'eau froide.

Le 16. — Il y a du mieux, pouls à 88, un peu plus
développé, l'enfant à un peu dormi et n'a plus éprouvé
d'étouffements.

Le 21. — Le mieux continue, le malade désire
manger, son ventre a diminué, mais il y a encore
du son tympanique sur le côté droit de l'ombilic.

Le 26. — Le pouls à 58, l'état général du malade
est tellement satisfaisant, que je cesse mes visites. Je
lui conseille néanmois de continuer encore l'usage
de pilules ferrugineuses pendant trois semaines au
moins.

TRENTE-QUATRIÈME OBSERVATION

Le 25 mars 1864, je tus appelé auprès d'une femme, habitant à la Porcherie, âgée de vingt-cinq ans, qui se plaignait du mal de tête et de gorge, de l'insomnie ainsi que de douleurs dans les reins et le ventre. Elle n'était pas allée à la selle depuis quatre jours. La langue était chargée et rouge sur les bords, pouls à 96, un peu dur, la respiration gênée, et elle éprouve des battements irréguliers du cœur, des étouffements vers la base de la poitrine. Le ventre est douloureux au toucher, il donne à la percussion un son tympanique surtout sur le côté droit de la ligne blanche à la hauteur de l'ombilic. Malgré des sueurs abondantes dont elle est couverte, la peau au toucher paraît chaude, brûlante, et on aperçoit sur tout son corps et surtout à la figure et sur les mains un commencement d'éruption variolique ainsi que des papules rouges qui existent plus particulièrement à la base de la poitrine. Elle éprouve en outre souvent des envies de vomir et elle se trouve dans une grande exaltation nerveuse.

Prescription. — Se purger avec le chocolat à la magnésie, dans la soirée prendre quinze décigrammes de quinine en trois fois, et tous les jours par gorgées cinq verres de perchlorure de fer, badigeonner la face avec le collodion riciné.

Sous l'influence de ce traitement, l'état de la malade s'améliore rapidement, et le 2 avril suivant, elle

se trouve si bien, qu'après lui avoir recommandé de
continuer encore pendant trois jours le perchlorure de
fer, je crois inutile de la revoir.

TRENTE-CINQUIÈME OBSERVATION

Le 25 mars 1864, la nommée M..., âgée de vingt-
six ans, habitant le même village, est prise de la même
manière de la variole compliquée ; elle fut de suite
traitée et guérie dans le même laps de temps que la
malade précédente ; mais elle présente cette particula-
rité que dans le cours de la maladie elle a accouché
à terme, moins quinze jours à ce qu'elle croit, d'un
enfant bien portant.

TRENTE-SIXIÈME OBSERVATION

Pascault, âgé de quarante-six ans, demeurant à Ai-
roux, ayant beaucoup travaillé, éprouve tout à coup
un malaise et se croit être atteint d'une fluxion de poitrine, et pour ce motif il demande à être saigné ; la
tête, dit-il, lui fait mal, et il éprouve en outre des bourdonnements dans les oreilles, il ne dort plus, il tousse
de temps en temps et rend des crachats blancs mêlan-
gés de sang, la respiration paraît être gênée, à l'auscultation on ne trouve dans les deux poumons que des
râles sibilants dans toute leur hauteur. Il se plaint du
mal de reins et d'étouffements à la base de la poitrine accompagnés de battements de cœur, il a mou-

ché du sang, le ventre est météorisé et sensible au toucher, donnant à la percussion le son clair dans toute son étendue. On voit vers la base de la poitrine quelques papules rouges, quelques-unes sont surmontées de petites vésicules blanches demi-transparentes, la même éruption existe dans la région lombaire. Il y a de la constipation.

Prescription. — Se purger le matin avec soixante grammes de sulfate de magnésie dans deux verres d'eau, dans la soirée quinze décigrammes de sulfate de quinine en trois fois, tous les jours prendre par gorgées cinq verres de perchlorure de fer ; mettre sur le côté droit d'abord, le lendemain sur le côté gauche, un large vésicatoire volant, de plus, prendre matin et soir une pilule composée comme suit :

Poudre de belladone.	0,50
— thébaïque.	0,05
Sulfate de quinine.	0,50
Kermès minéral.	0,10

F : S : A : vingt pilules.

Le 4 avril. — Le mieux est très-sensible, la langue est nette, le sommeil ainsi que l'appétit sont revenus, pouls à 72, plein, un peu mou, la respiration est libre, le ventre est revenu à son état normal, le corps est toujours couvert de sueurs abondantes, et on aperçoit encore quelques papules roses sur ses joues, le malade se croit guéri et voudrait quitter le lit ; mais je m'y oppose et je lui recommande de garder le repos pendant encore quatre jours, pendant lesquels il continuera à prendre du perchlorure de fer à la dose de

cinq verres par jour, et je cesse de lui donner mes
soins.

Cette guérison jusqu'aujourd'hui ne s'est point démentie.

TRENTE-SEPTIÈME OBSERVATION

La nommée C... est âgée de vingt-quatre ans ; il y
a huit jours qu'elle a accouché d'un enfant à terme.
Le travail de l'accouchement s'est bien passé, car au
bout de quatre jours elle a pu se lever et depuis ce
temps les pertes se sont arrêtées. Je la trouve au lit,
couchée dans le décubitus dorsal, se plaignant de la
tête, de tintements et de bourdonnements dans les
oreilles ; elle ne dort plus ; les reins lui font mal ainsi
que les hypocondrès, ces douleurs font une espèce de
cercle autour de son corps et viennent l'étouffer à
l'épigastre, ce qui l'effraye beaucoup, car elle craint
de mourir. La langue, médiocrement chargée, est
rouge sur les bords et à la pointe ; pouls à 96, un peu
dur ; la respiration est gênée, à l'auscultation on ne
trouve rien dans les poumons excepté à leur base où
on trouve un râle muqueux, lequel disparaît si on tient
la malade quelques instants assise. Le ventre fortement
météorisé est sensible au toucher, plus particulièrement
à l'épigastre et sur le côté droit de l'ombilic ; en pal-
pant l'hypogastre il faut appuyer assez fortement pour
y déterminer une légère douleur. Elle perd un peu en
blanc ; ses genoux sont froids et on aperçoit quelques

papules clair-semées sur ses fesses, la peau est brûlante et sèche.

Prescription. — Purgation avec le citrate de magnésie; prendre dans la soirée quinze décigrammes de sulfate de quinine et tous les jours prendre par gorgées cinq verres de perchlorure de fer.

Le 4 avril. — Il y a du mieux, pouls à 88, un peu mou, les pertes de sang sont revenues, tout le corps est couvert d'une sueur abondante et fétide.

Continuer l'usage du perchlorure de fer.

Le 6 avril. — Le mieux continue, pouls à 76, assez développé; la respiration est libre, la malade a dormi toute la nuit et demande à manger. Le ventre a aussi considérablement diminué de volume et il n'est plus douloureux au toucher, les lochies ont reparu.

Le 9 avril. — L'état de la malade est satisfaisant; la peau est douce et haliteuse, le sommeil est bon, l'appétit a reparu et tout nous fait croire que la guérison est assurée.

TRENTE-HUITIÈME OBSERVATION

Le 17 avril 1864, M..., âgé de dix-sept ans, et sa sœur âgée de quinze ans, habitant la même chambre. Tous les deux éprouvent les mêmes symptômes qui consistent en mal de tête, des douleurs de reins et du ventre avec des étouffements vers la base de la poitrine, d'inappétence; ils ont mouché du sang, langue un peu chargée et rouge dans son pourtour ; pouls, 96, petit, dur ; ventre douloureux à la palpation, et donnant le son clair à la percussion, sur le côté droit de la ligne blanche. On aperçoit sur tout le corps un commencement d'éruption variolique.

Après avoir purgé ces malades, je leur fais prendre de la quinine dans la soirée, quinze décigrammes au frère et douze décigrammes à la sœur ; on leur donne tous les jours quatre verres de perchlorure de fer et on badigeonne la figure de chacun avec du collodion riciné.

En suivant ce traitement jusqu'au 29 avril leur état est devenu tellement satisfaisant que je cesse de leur donner mes soins.

TRENTE-NEUVIÈME OBSERVATION

Le 12 avril 1864. — A..., âgé de quarante-six ans, fermier dans la commune de Vernon, se plaint d'insomnie, de mal de tête et de bourdonnements dans les oreilles, du mal de gorge et d'inappétence, d'éprouver des envies de vomir ; les reins et le ventre lui font mal ; la langue est chargée, pointue, rouge dans tout son pourtour ; pouls 96, petit, un peu dur ; la respiration est gênée et à l'auscultation on trouve quelques râles sibilants à la base des poumons ; il éprouve des battements du cœur, du mal de reins et des étouffements vers l'épigastre ; le ventre est douloureux et météorisé, fournissant un son tympanique à la percussion, constipation ; la peau est chaude et sèche et on aperçoit sur tout le corps le commencement d'une éruption de la variole confluente accompagnée de quelques papules rouges qu'on voit sur les bras et à la base de la poitrine.

Prescription. — Purgation avec 60 grammes de sel de Sedlitz ; dans la soirée prendre quinze décigrammes de sulfate de quinine et tous les jours prendre par gorgées cinq verres de perchlorure de fer.

Le 14. — Le malade est à peu près dans le même état qu'à ma visite précédente ; il prend le perchlorure de fer avec beaucoup de répugnance et à peine le tiers de la dose que je lui ai antérieurement prescrite.

Après avoir recommandé au malade de prendre régulièrement le perchlorure de fer, plutôt six que cinq verres, je crois devoir le prévenir du danger qu'il courrait s'il ne suivait pas ce traitement.

Le 16. — Le malade se trouve dans une grande agitation, se plaignant d'un mal de tête atroce, d'insomnie, et la gorge lui fait très-grand mal ; cependant, à l'inspection, à part les amygdales qui paraissaient être effacées et d'un rouge brunâtre, on ne trouve rien de particulier ; le pouls à 96, petit, un peu dur ; ventre toujours météorisé, avec constipation. On aperçoit sur la joue gauche une pustule variolique qui commence à prendre une coloration brunâtre.

Interrogé sur la quantité de perchlorure de fer qu'il a pris, il m'avoue qu'il en prend tout au plus trois verres par jour et c'est avec beaucoup de difficulté encore, à cause des douleurs vives qu'il éprouve en avalant.

Après avoir insisté auprès de mon malade pour qu'il continue malgré cela à prendre la dose prescrite, je lui conseille de faire usage de la glace, en lui recommandant d'en avoir toujours un morceau dans la bouche, lequel morceau aussitôt fondu doit être suivi d'une gorgée de perchlorure de fer, pour être remplacée par un autre morceau de glace et ainsi de suite, jour et nuit.

Le 18. — Il y a une légère amélioration ; la gorge, quoique encore douloureuse, le malade cependant avale avec plus de facilité ; pouls à 92, un peu plus développé ; l'éruption variolique se fait d'une manière régulière ; le ventre, qui est moins sensible au toucher, a diminué de volume ; la peau est encore un peu chaude et couverte d'une sueur abondante. Il y a de la constipation.

Le 20. — Le mieux continue, pouls, à 88 ; le malade a un peu dormi la nuit précédente et commence a avoir faim ; les pustules commencent à s'ombiliquer. Il est allé à la selle à la suite d'un lavement émollient ; aujourd'hui il prend avec facilité les cinq verres de perchlorure de fer qui avaient été ordonnés, par jour.

Le 22. — Le malade dort et l'appétit est revenu ; l'éruption de la variole se flétrit ; en un mot le malade se trouve dans le meilleur état.

QUARANTIÈME OBSERVATION

Le 20 avril 1864, je reçois une lettre de Mme X...,
par laquelle elle me prie d'aller voir le plus promple-
ment possible un de ses fermiers qui est atteint d'un
érysipèle de la face; depuis cinq jours il se trouve
dans un état désespéré.

A mon arrivée, je trouve ledit fermier, nommé
Charles, âgé de cinquante-six ans, couché dans le décubitus dorsal; la face ainsi que le front couverts de
larges plaques érysipélateuses d'un rouge sombre; se
plaignant du mal de tête, de bourdonnements dans
les oreilles, d'insomnie, de violent mal de reins avec
sensation d'un cercle autour du corps qui serre la poitrine à la base et l'étouffe de telle sorte que le malade
croit mourir; le ventre qui est sensible au toucher et
fortement météorisé, donne un son clair dans toute son
étendue; constipation depuis cinq jours; tout son
corps est couvert de sueurs très-abondantes et répandant l'odeur de paille moisie. Langue médiocrement
chargée et rouge dans tout son pourtour, pouls à 96,
dur, peu développé.

Prescription. — Se purger le plus tôt possible avec
soixante grammes de sulfate de magnésie, prendre
quinze décigrammes de sulfate de quinine en trois
fois; tous les jours prendre six verres de perchlorure
de fer, badigeonner la face avec le collodion riciné.

Le 22. — Le malade se trouve beaucoup mieux,

on aperçoit sur tout son corps l'éruption de la miliaire
confluente, qui lui donne un aspect argenté ; pouls à 88,
langue rouge, lisse, comme dépouillée de son épité-
lium ; il demande à manger.

Le 24. — Le malade dort et mange bien, les vésicules se sont fondues dans les papules ; la peau est
encore rouge et couverte de sueurs ; langue rouge et
lisse, pouls à 76 ; en un mot, je le trouve assez bien
pour devoir discontinuer mes soins en lui recommandant, toutefois, de garder le lit pendant cinq jours au
moins et durant ce temps prendre cinq verres de perchlorure de fer, par jour.

QUARANTE ET UNIÈME OBSERVATION

Le 26 avril 1864, un homme, âgé de quarante-cinq
ans, me fait appeler, il est dans son lit, tout son corps
est couvert d'éruption variolique confluente ; pouls à 96,
dur ; insomnie, douleurs dans la tête et les reins, en un
mot, tous les symptômes que les autres ont présentés,
quand ils étaient atteints de variole compliquée.

Il a subi le même traitement, et le 1ᵉʳ mai son état
était assez satisfaisant pour que je cesse mes soins.

QUARANTE-DEUXIÈME OBSERVATION

Le 6 avril 1864, madame C..., âgée de cinquante
ans, propriétaire, demeurant à Gencay, tombe malade. Elle se plaint que, depuis quatre jours, elle a
le flux du sang accompagné de coliques violentes,

ainsi que du mal de tête avec bourdonnements ; douleurs de reins et sensation d'étouffements à l'épigastre. Elle ne dort ni ne mange ; sa langue est un peu chargée et rouge dans son pourtour ; pouls à 96, petit ; ventre peu développé, tendu et donne le son tympanique à la droite de l'ombilic ; la peau est chaude et sèche, elle croit avoir la fièvre toutes les deux nuits vers trois heures du matin. Elle va très-souvent à la selle et ne rend que du sang pur.

Après avoir employé sans succès les moyens ordinaires pour arrêter ce flux, j'ai eu recours aux purgatifs, au sulfate de quinine et au perchlorure de fer à la dose habituelle.

En suivant ce traitement, l'état de la malade s'améliore tous les jours jusqu'au 22 mai, époque de la guérison.

Depuis, j'ai vu plusieurs personnes atteintes de la même maladie, je leur ai fait subir le même traitement et elles ont toutes guéri comme la précédente malade, dans un temps plus ou moins rapproché.

QUARANTE-TROISIÈME OBSERVATION

Le 11 novembre 1864, la femme B..., âgée de vingt-deux ans, s'est levée le quatrième jour après ses couches ; dès le lendemain ses lochies se sont arrêtées et la fièvre l'a prise. Je la trouve couchée dans son lit, se plaignant du mal de tête, de tintements d'oreilles ; sa langue est chargée, rouge sur ses bords ; pouls à 96, petit ; la respiration gênée. Elle se plaint de battements du cœur et de douleurs dans les reins. Ces douleurs se propagent autour de son corps et viennent l'étouffer à la base de la poitrine ; son ventre est fortement météorisé, sensible à l'épigastre. La percussion du ventre donne un son clair, son corps est brûlant ; elle ne dort plus, il y a perte totale de l'appétit, et la constipation dure depuis quatre jours. Elle a mouché du sang, et elle ressent les plus vives inquiétudes sur son état.

Prescription. — Purgation avec le chocolat à la magnésie, prendre dans la soirée du même jour quinze décigrammes de sulfate de quinine en trois fois ; et tous les jours prendre quatre à cinq verres de perchlorure de fer ; trente gouttes de la solution au quart, dans chaque verre.

En suivant ce traitement, cette femme s'est trouvée guérie le 19 novembre, et elle allaite sans fatigue son enfant.

QUARANTE-QUATRIÈME OBSERVATION

Le 16 avril 1865, appellé auprès d'un malade, âgé de quarante ans, curé de Ferrière, je le trouve couché dans le décubitus dorsal, les deux joues entièrement couvertes par des plaques érysipélateuses d'un rouge brun ; les yeux sont injectés ; pouls à 96, assez développé et dur ; il se plaint d'insomnie et du mal de tête avec bourdonnement dans les oreilles, les reins lui font un peu de mal, le ventre est météorisé malgré

qu'il se soit purgé la veille par ordonnance du médecin. Les matières ont une odeur très-infecte, il a
mouché du sang et s'est trouvé très-faible.

A l'instant même et malgré sa répugnance, je lui
fais prendre un gramme de sulfate de quinine en lui
recommandant d'en prendre cinquante centigrammes
deux heures après avoir pris la première dose. De
badigeonner la face avec le collodion riciné.

Dès le lendemain, son pouls, de 96, est tombé à **72**;
sa langue est devenue rose et lisse, il a dormi une
partie de la nuit et l'appétit est revenu.

Suivant mon conseil, il a pris tous les matins à jeun
quatre cuillerées de vin de Séguin, et au bout de huit
jours le malade s'est trouvé parfaitement rétabli.

QUARANTE-CINQUIÈME OBSERVATION

Le 1ᵉʳ mai 1865, je suis appelé auprès d'une jeune
femme accouchée depuis sept jours, et depuis vingt-
quatre heures, sans cause connue, ses pertes se sont
arrêtées; elle a eu la fièvre la nuit précédente, vers
trois heures du matin; elle se plaint du mal de tête,
de vertiges et de bourdonnements dans les oreilles.
Les reins lui font mal ainsi que les deux hypocondres,
et elle éprouve des étouffements à la base de la poitrine et des battements irréguliers du cœur; elle ne
dort pas à partir de minuit, et quand elle s'assoupit,
elle a des rêves effrayants; son ventre est météorisé,
la percussion donne partout le son tympanique, sensible au toucher, plus particulièrement en allant de l'om-

bilic vers l'hypocondre droit, à l'hypogastre la douleur
est assez vive à la pression ; sa figure est animée, les
yeux sont injectés de sang ; pouls à 96, dur; langue
médiocrement chargée et rouge sur ses bords; elle
est en proie à une grande exaltation d'esprit en se
rappelant que toutes les femmes qui ont accouché depuis deux mois à vingt kilomètres à la ronde sont
mortes. Tout son corps est couvert d'une sueur abondante, et on aperçoit à la base de la poitrine quelques papules rouges caractéristiques. Il y a de la constipation.

Prescription. — Se purger dans la matinée et
prendre dans la soirée quinze décigrammes de sulfate
de quinine; faire usage du perchlorure de fer, en prenant cinq verres par jour, trente gouttes de la solution
au quart dans un verre d'eau froide.

En continuant de prendre le perchlorure de fer jusqu'au 25 mai, la malade s'est trouvée parfaitement
rétablie, et comme elle est faible, je conseille l'usage
prolongé des toniques.

QUARANTE-SIXIÈME OBSERVATION

Un autre malade, âgé de vingt-trois ans, demande
mes soins le 25 octobre. D... nous raconte qu'au mois
de mai de la même année, il a été atteint d'un eczéma
de la face, dont il a guéri au moyen des ferrugineux et
du régime tonique.

Je le trouve couché dans le décubitus dorsal, se

plaignant du mal de jambes, d'insomnie et de constipation ainsi que de mal de tête, de vertige ; il a saigné du nez, sa langue est un peu chargée, pouls à
120, petit, concentré, le ventre météorisé, donnant à
la percussion dans toute son étendue le son clair.

Les genoux, les jambes et les pieds sont considérablement gonflés avec empâtement très-sensible au
toucher et conservent pendant assez longtemps l'im-
pression du doigt qui les a touchés. La peau est
fraîche sans sueur sur le corps, excepté aux jambes où
elle est chaude et mouillée d'un peu de sueur, on dirait que c'est la sérosité qui a traversé l'épiderme,
les tendons fléchisseurs sont rétractés de telle sorte
que les talons sont ramenés vers les fesses et que les
jambes font avec les cuisses l'angle droit et aucun
effort ne peut les allonger.

Sur la demande du malade et de sa famille, j'emploie pendant trois semaines tous les moyens usités en
pareille circonstance, tels que les cataplasmes, les vésicatoires volants, la morphine à l'intérieur et à l'ex-
térieur, l'émétique et les succédanés, poudre Dorvin,
etc., etc.

Et c'est seulement vers le 20 novembre que je suis
parvenu à décider le malade à accepter le traitement
rationnel, et aussitôt je le fais purger avec soixante
grammes de sel de Sedlitz, dans la soirée prendre
quinze décigrammes de sulfate de quinine et tous les
jours prendre cinq verres de perchlorure de fer, en
l'autorisant de manger ce qu'il trouvera bon et boire
du vin rouge coupé avec de l'eau froide.

Dès le troisième jour de ce traitement, tout le corps

s'est couvert de sueurs abondantes sentant l'odeur
de paille moisie; huit jours après, il est sorti autour
du tronc et sur les bras une grande quantité de papules d'un rose pâle ; la langue s'est nettoyée, le
ventre a diminué de volume, le sommeil et l'appétit
sont revenus, les jambes ont perdu de leur sensibilité,
l'engorgement peu à peu a diminué, les jambes commencent à s'allonger un peu et vers le 29 décembre
suivant, le malade se trouve enfin guéri et peut se promener dans la maison sans avoir besoin d'aucune
aide.

QUARANTE-SEPTIÈME OBSERVATION

Le 12 novembre de la même année, je fus appelé,
à Millemots, auprès d'une malade qui, à peine au lit
depuis trois jours, était si effrayée qu'elle-même an-
nonçait sa mort prochaine. Cette femme était couchée
dans le décubitus dorsal, la figure était violacée et
presque noire, comme dans les cas les plus graves du
choléra asiatique, les yeux enfoncés dans les orbites.
Langue pointue, couverte d'un enduit jaune brunâtre
de deux millimètres au moins d'épaisseur, sèche et
rouge dans tout son pourtour, l'haleine fétide, pouls à
120, à peine sensible, perte d'appétit, elle ne dort
pas depuis quatre jours, elle a mouché du sang noir,
sa respiration est gênée, tout son corps lui fait mal et
plus particulièrement les reins et les deux côtés, elle
sent autour d'elle à la base de la poitrine comme une
corde qui la serre à l'étouffer surtout dans la nuit; la

tête lui fait toujours mal, et ses oreilles sonnent sans discontinuer, son ventre est fortement météorisé et sensible au toucher; elle éprouve des fourmillements dans les bras et les mains; ses genoux et ses pieds sont glacés, malgré qu'ils soient entourés de bouteilles remplies d'eau chaude; elle a eu plusieurs crampes dans les jambes qui l'ont fait beaucoup souffrir.

Prescription. — Je lui fais prendre à l'instant même un biscuit purgatif à la scammonée, dans la journée du lendemain elle doit prendre quinze décigrammes de sulfate de quinine et faire usage du perchlorure de fer en en prenant six verres par jour.

Le 14 novembre. — Il y a du mieux; la langue est pointue, rouge, lisse, comme dépouillée; pouls à 88, petit, l'accès de la nuit était moins fort que les précédentes. La malade commence à espérer de guérir.

Elle continue à prendre tous les jours le perchlorure de fer jusqu'au 20 suivant où je la trouve assez bien pour cesser mes visites.

Durant sa maladie, son fils âgé de sept ans a été pris de la même manière, traité et guéri au bout de cinq jours.

QUARANTE-HUITIÈME OBSERVATION

Le 28 septembre, cette fois, il s'agit d'un jeune enfant qui habite dans un bourg dont je veux taire le nom; cet enfant était atteint de mal de gorge.

Le jeune malade est âgé de deux ans, d'une forte

constitution ; je le trouve debout, sa face est rouge, pouls à 120, assez développé, langue peu chargée, et on voit sur les amygdales qui sont considérablement gonflées et d'un rouge lie de vin, des plaques d'un blanc sale ayant quinze millimètres de diamètre, sur un millimètre d'épaisseur, de plus, on aperçoit au-dessus du sternum une fossette bien prononcée à chaque inspiration, preuve certaine qu'il existe un obstacle à la respiration dans la trachée artère.

Je diagnostique le croup et je mets cinquante gouttes de la solution au quart de perchlorure de fer dans un grand verre contenant à peu près quatre cents grammes, en recommandant d'en faire prendre au petit malade toutes les cinq minutes, jour et nuit, et en continuer l'usage jusqu'à ma visite qui n'aura lieu que le surlendemain.

Le 30 au soir, je trouve le petit malade debout, respirant à peine, avec un sifflement tellement intense qu'on l'entendait dans la rue ; les lèvres violacées ainsi que toute la face ; pouls insensible.

Aux questions que j'ai adressées à sa mère et à son père, il m'était répondu que l'enfant après avoir pris toute la journée du jeudi et la nuit qui suivit, le perchlorure de fer, le vendredi matin il s'est trouvé tellement bien, qu'ils le croyaient guéri, et leur médecin ordinaire intervenant n'a mis que vingt gouttes de perchlorure de fer dans quatre cents grammes d'eau et fait prendre au petit malade une gorgée toutes les heures.

Le samedi, l'enfant se trouvant moins bien, le même médecin lui a insufflé dans la gorge pendant la journée trois fois de l'alun en poudre, et on a suspendu l'usage du perchlorure de fer.

Indigné de cette manière d'agir, je fis part de mon mécontentement au médecin ordinaire, qui n'eut d'autre réponse à me faire que de me dire qu'il n'avait aucune confiance dans le perchlorure de fer.

J'observai aux parents que le seul espoir de sauver leur enfant était de faire usage du perchlorure de fer, en en faisant prendre une gorgée toutes les deux minutes et demie ou vingt-quatre fois à l'heure. L'expérience me l'avait surabondamment prouvé.

Mes conseils prévalurent, et j'ai appris plus tard qu'au bout de deux heures l'enfant se trouvait mieux; le même médecin est encore intervenu pour dire qu'il était inutile de fatiguer tant cet enfant et qu'une gorgée tous les quarts d'heure peut suffire. Ce mauvais conseil en coûta la vie à ce malheureux enfant, qui a succombé le lendemain matin à dix heures.

QUARANTE-NEUVIÈME OBSERVATION.

Je fus appelé le 15 février 1867 pour donner des soins à la nommée B..., âgée de treize ans, atteinte depuis plusieurs jours de rhumatisme articulaire généralisé, aussi ses mouvements étaient-ils devenus impossibles et quand je vis la malade pour la première fois, je la trouvai dans sa calèche, couchée dans le décubitus dorsal, sans pouvoir faire aucun mouvement.

Quelques semaines auparavant, cette jeune fille, étant en pension à Poitiers, s'est trouvée atteinte de

douleurs dans les genoux, sans fièvres ; ces douleurs
cédèrent à quelques frictions. Mais depuis, étant sortie
avec les autres pensionnaires dans la cour, elle s'est
refroidie et elle a ressenti un accès de fièvre dans la
nuit et des douleurs très-vives dans toutes les articulations. La jeune malade a demandé d'être transportée
dans sa famille.

Quand je vis la malade, sa figure était pâle, la langue chargée, saburrale, pouls à 120, petit ; les genoux,
les pieds ainsi que les poignets sont gonflés et très-
sensibles au toucher, le ventre fortement météorisé,
elle se plaint d'insomnie et d'étouffements à l'épigastre,
ainsi que de battements de cœur, elle a saigné du
nez.

Prescription. — Se purger avec du citrate de
magnésie ; dans la soirée prendre en trois fois douze
décigrammes de sulfate de quinine et tous les jours
prendre trois à quatre verres de perchlorure de fer.

Dès le lendemain le pouls est descendu à 96 et les
douleurs des genoux ont considérablement diminué.
En continuant de prendre le perchlorure de fer cette
jeune malade a commencé à se lever huit jours après,
sans toutefois sortir de son appartement où elle est
restée vingt jours de plus.

CINQUANTIÈME OBSERVATION

Je fus appelé pour le fils d'un meunier, le nommé
B... Cet enfant, âgé de cinq ans, était atteint de croup.

La veille, cet homme est allé chercher le médecin de la localité la plus rapprochée. Mon confrère reconnut le croup, et ne manqua point de déclarer aux parents la gravité du pronostic; il lui fit appliquer des sinapismes aux pieds.

A mon arrivée je trouve la face de cet enfant rouge, pouls à 120, assez développé, langue un peu chargée, les amygdales gonflées, d'un rouge brun, sans fausses membranes, mais on entend sa respiration sifflante, et à chaque inspiration il s'est fait un enfoncement bien marqué au-dessus du sternum; sa voix est couverte; constipation. On trouve l'enfant plus brûlant que le jour précédent.

Je prescrivis trente gouttes de perchlorure de fer dans un verre ordinaire d'eau froide à prendre toutes les cinq minutes une gorgée, en recommandant de continuer jour et nuit. Je fis purger dès le lendemain le jeune malade avec de la scammonée, et je lui fis prendre le soir cinquante centigrammes de sulfate de quinine.

Au bout de trois jours de traitement le petit malade se trouva hors de danger.

CINQUANTE ET UNIÈME OBSERVATION

Le 13 mars 1867, M. B..., père de la demoiselle qui fait le sujet de la quarante-neuvième observation, âgé de quarante et un ans, me fit appeler pour lui donner des soins. Je le trouvai couché dans le décubitus dorsal, sans pouvoir exécuter le moindre mouvement, étant pris d'un rhumatisme généralisé ; car toutes les articulations petites ou grandes étaient le siége de violentes douleurs qui augmentaient au moindre mouvement.

Il y a trois ans qu'il a été atteint de suette miliaire avec éruption d'une grande quantité de papules dont le quart à peine était surmonté de vésicules caractéristiques ; il était traité avec le perchlorure de fer, et aussitôt qu'il s'est trouvé mieux, comme la température était élevée, il a repris ses occupations.

Depuis il s'est très-bien porté.

Il y a quelques jours il est venu me consulter pour un mal de gorge ; ne trouvant qu'un peu d'hypérémie, avec langue saburrale, je lui conseillai de se purger.

L'avant-veille qu'il est tombé malade il a chassé toute la journée, à cheval, et en revenant il eut froid. Dans la nuit vers deux heures du matin la fièvre le prit. Cette fièvre était suivie de sueurs abondantes et fétides ; la langue un peu chargée, pointue, comme comprimée de droite à gauche, elle a la forme d'un coin, elle est rouge à la pointe ; pouls à 112 ; un peu dur ; respiration gênée, ventre météorisé et donnant le son clair, sur le côté droit de la ligne blanche ; il a saigné du nez. On aperçoit une tache de roséole ayant deux centimètres de diamètre, située à la partie externe de la cuisse gauche vers le grand trochanter. Constipation. Il se plaint d'insomnie et de bourdonnements dans les oreilles ; il entend difficilement ; il éprouve des battements du cœur ; mais à l'auscultation on ne découvre rien d'anormal du côté de cet organe ; l'appétit se maintient assez bien.

Prescription. — Se purger avec le citrate de magnésie; prendre dans la soirée quinze décigrammes
de sulfate de quinine et tous les jours prendre par
gorgées cinq verres de perchlorure de fer.

Le 15 mars. — Le pouls est à 96, les mains et les
poignets sont enflés, on voit les malléoles internes un
peu rouges accompagnées d'un peu d'empâtement
que l'on perçoit dans une longueur de quinze centimètres; la sueur est très-abondante et fétide; les matières qu'il a faites étaient d'une odeur insupportable. Le
malade n'a pas pu avaler les pilules de quinine.

Continuer le perchlorure de fer et prendre en quatre
fois et à deux heures d'intervalle lavement composé
comme suit :

Décoction de tête de pavot.   .   .   800 gr.
Sulfate de quinine .   .   .   .   .   25 décigr.
Acide sulfurique et alcool. Q. S.
Pour un lavement.

Le 17. — Il n'y a pas d'amélioration.

Prescription. — Prendre six verres de perchlorure
de fer par jour, matin et soir; prendre en solution
dans un peu de café un gramme de sulfate de quinine.

Le 19. — Le malade se trouve mieux : les pieds,
les genoux et les articulations du sternum avec les
côtes sont dégagées; il peut lever les bras, mais avec
difficulté, les épaules et les coudes étant encore douloureux; les mains sont dégonflées; il mange et dort
bien; il va à la selle une ou deux fois naturellement;
on aperçoit sur la poitrine et sur le ventre une grande
quantité de papules d'un rouge pâle; quelques-

unes, à peu près une trentaine, sont surmontées de la vésicule caractéristique.

Continuer l'usage du perchlorure de fer et prendre matin et soir douze décigrammes de sulfate de quinine.

Le 21. — Le malade se lève et reste debout deux heures sans être fatigué.

En continuant ce traitement pendant quinze jours encore, le malade se sent assez fort pour sortir et se promener.

Les battements de cœur ont disparu.

CINQUANTE-DEUXIÈME OBSERVATION

Le 30 juin 1863, C..., aubergiste de Gençay, qui est âgé de cinquante-quatre ans, tombe malade.

Appelé près de lui, je le trouve dans son lit, conché dans le décubitus dorsal, les deux joues, ainsi que la partie inférieure du front, couvertes de larges plaques érysipélateuses, d'un rouge-brun livide, langue chargée et rouge sur les bords, l'haleine fétide. Se plaint d'insomnie, de douleurs de tête et surtout des reins et du ventre ; la respiration est gênée, il éprouve des étouffements vers la base de la poitrine ; langue modérément chargée, rouge dans son pourtour ; pouls à 88, assez bien développé, ventre fortement météorisé et sensible au toucher, plus particulièrement en allant de l'ombilic à l'hypocondre droit. Constipation depuis quatre jours.

Prescription. — Se purger *illico* avec soixante

grammes de sulfate de magnésie, prendre dans la soirée, en trois fois, quinze décigrammes de sulfate de quinine, frictionner très-légèrement toutes les deux heures les parties couvertes par l'érysipèle avec la pommade à la créosote.

Malgré les applications régulières de la pommade, l'érysipèle monte de plus en plus vers le cuir chevelu et détermine du délire ; le pouls est descendu à 32 pulsations à la minute.

Le malade continue à prendre tous les jours cinq verres de perchlorure de fer.

Le 8 juillet, l'érysipèle étant parvenu à la partie postérieure et inférieure de la tête, il s'est déclaré alors une éruption miliaire recouvrant littéralement toute la partie postérieure du corps de haut en bas, et on ne voit qu'une douzaine de papules à la partie antérieure, vers la base de la poitrine. Le pouls s'est élevé à 60, il est assez large ; mais mou. Le ventre a diminué de volume et n'est plus sensible au toucher, le malade a passé une bonne nuit et demande à manger, et le 12 juillet il s'est levé, se croyant guéri.

Cet homme commet l'imprudence de s'exposer au courant d'air froid et aussitôt il a un accès de fièvre ; le lendemain, il a rendu du sang mêlé avec ses crachats ; le côté droit, vers le sein, lui faisait grand mal quand il respirait.

Le 16 juillet, application d'un large vésicatoire volant sur le côté malade ; garder le lit ; prendre cinq verres de perchlorure de fer par jour ; matin et soir, prendre une pilule composée comme suit :

P. Poudre de belladone............. 50 cent.
   Poudre thébaïque............... 05 —
   Sulfate de quinine.............. 50 —
   Kermès minéral............... 10 —
Faites vingt pilules.

Le 21 juillet, le malade se trouvant bien se lève, et depuis cette époque, il a été tout à fait guéri.

CINQUANTE-TROISIÈME OBSERVATION

Une femme célibataire, âgée de soixante ans, sujette tous les ans à être prise par la suette miliaire, dont elle guérissait chaque fois, grâce au traitement habituel que j'emploie, fut atteinte le 7 août 1866 de la même maladie qui, cette fois, comme les précédentes, fut accompagnée de fièvre, d'insomnies, de douleurs de reins et du ventre, d'étouffements, de perte d'appétit, etc.

Je la soumets au même traitement, comme par le passé, et j'obtiens les mêmes effets, avec cette différence que les fois précédentes, après la desquamation tout était fini, tandis que, aujourd'hui, à peine la desquamation commence-t-elle, qu'une nouvelle éruption de papules, de petits boutons et de furoncles, s'est faite malgré l'usage du perchlorure de fer.

Ces éruptions continuelles fatiguent beaucoup la malade et l'affaiblissent considérablement ; c'est alors que j'ai recours à l'usage de granules d'hydrocotyle asiatica. Je lui en fais prendre deux par jour, en augmentant la dose tous les trois jours, jusqu'à dix, cinq le matin, cinq le soir, et au bout de deux mois de ce traitement, la malade se trouve dans un état parfait de santé.

CINQUANTE-QUATRIÈME OBSERVATION

G..., maréchal ferrant, âgé de trente-cinq ans, demeurant à la Barry, prétend qu'à la suite d'un travail continu qu'il a fait dans le bois, il a contracté une échauffure ou pneumonie.

Je vis le malade le 10 janvier et je trouvais le pouls à 96, dur ; sa langue chargée, rouge dans tout son pourtour, yeux injectés de sang et la sclérotique un peu jaune ; il se plaint d'un violent mal de tête et d'insomnie ; il tousse et ses crachats sont blancs ; la respiration est gênée, et il prétend que les reins, ainsi que les deux côtés, lui font mal ; la douleur du côté droit remonte jusqu'au sein correspondant, et il éprouve des étouffements à l'épigastre ; son ventre est peu développé et donne le son clair à la percussion dans toute son étendue. Il a mouché du sang et il se trouve dans une très-grande anxiété. Constipation

Prescription. — Se purger avec soixante grammes de sel de Sedlitz, prendre dans la soirée du même jour quinze pilules de quinine, de dix centigrammes chaque et cinq verres de perchlorure de fer tous les jours.

12 janvier. — Pouls à 96, très-dur ; langue rouge pointue ; il a mal à la tête, il tousse un peu moins, se plaint toujours d'étouffements à l'épigastre, on aperçoit sur les fesses quelques papules rouges fram-

boisées ; il s'est trouvé mieux après l'effet du purgatif ; mais vers 9 heures du matin la fièvre l'a repris, par tressaillement ; grande anxiété, il se croit perdu.

Prescription. — Six verres de perchlorure de fer, et application d'un vésicatoire à l'épigastre, si les étouffements ne diminuent pas.

13 janvier. — Pouls à 92, un peu mou ; point d'appétit ; il y a eu la fièvre à dix heures du soir, elle a commencé par mal de tête ; on voit beaucoup de boutons d'une couleur framboisée dans le dos, les jambes et les fesses, ayant chacun trois millimètres de diamètre, et sur différentes parties du corps on aperçoit des plaques rouges framboisées, de dix à douze centimètres de diamètre, et constitués par de petits boutons agglomérés.

Le 15 janvier. — Pouls à 88, petit et dur.

Le 17 janvier. — Pouls à 96, on voit l'éruption confluente de pustules de la variole, non-seulement sur le corps entier, mais encore sur la langue ; les parois de la bouche, le pharynx et le larynx en sont entièrement tapissées ; aphonie, toux sèche très-incommode, des suffocations de temps en temps.

Le 18. — Pouls à 108, petit ; le malade en toussant expectore des crachats d'un gris sale, mêlés à un peu de sang ; aphonie persiste. Il n'a pris que quatre verres de perchlorure de fer. Je lui recommande d'en prendre six à sept par jour.

Le 20. — Pouls à 120, petit ; le malade se dit perdu : il a passé une mauvaise nuit.

Le 21. — Pouls à 108, mou ; l'intérieur de la bouche se débarrasse des boutons, la langue est encore couverte de pustules et est très-rouge. Le malade est un peu plus calme. Il se plaint des mauvaises odeurs qu'exhale son corps. La toux a cessé, il reste encore un peu d'aphonie.

Le 23. — Pouls à 96, langue rouge, et pointue recouverte encore de quelques pustules à moitié flétries ; on voit sur tout le corps les pustules s'ombiliquer. Le malade a dormi un peu et est allé à la selle après un lavement émollient ; il commence à se dégoûter du perchlorure de fer et il en rend en partie toutes les fois qu'il en prend.

Le 25. — Pouls à 80 ; les pustules se dessèchent ; le malade dort et mange bien. Il va régulièrement à la selle et se croit guéri.

Si le malade avait pris dès le commencement du traitement la quantité de perchlorure de fer qui lui avait été prescrite, il aurait guéri sans qu'il fût atteint des symptômes aussi graves que ceux qu'il a eus. Il a été vacciné.

CINQUANTE-CINQUIÈME OBSERVATION

F..., âgé de 60 ans, propriétaire à la Talonnière, tombe malade. Je le trouve dans le décubitus dorsal ; son pouls bat 96 fois par minute, la langue est un peu chargée, pointue, rouge dans son pourtour ; ventre météorisé et sensible au toucher, constipation, se plaint de douleurs de reins et d'étouffements ; il passe les nuits sans dormir, tout son corps est couvert de pustules de la variole qui sont clair-semées et à moitié sorties ; la peau est chaude, quoique couverte d'une sueur abondante ; on aperçoit à la base de la poitrine quelques taches pétéchiales.

Je propose de purger le malade et de lui faire prendre la quinine et le perchlorure de fer. Mais sa femme s'y oppose en disant qu'il est trop tard pour le purger, car les boutons sont trop sortis ; que la variole est discrète, et qu'en le tenant chaudement, elle est certaine de sa guérison.

Ne pouvant pas la convaincre du danger que courait son mari, je crus devoir cesser mes visites.

Quatre jours après, on vient en toute hâte me chercher pour ce même malade ; je m'empresse d'y aller ; mais à un kilomètre de son domicile, j'ai appris que depuis un quart d'heure il était mort.

Tous les malades, dont je vais énumérer les noms, furent pris comme le malade précédent de variole avec les mêmes symptômes. Ces malades sont : la femme Bobin, âgée de quarante-cinq ans et sa fille, âgée de quinze ans; Dousson (Jacques), âgé de vingt-huit ans; la fille Bobin, âgée de huit ans; Gonnin, âgé de cinquante-quatre ans et ses quatre enfants âgés de neuf, onze, quatorze et dix-sept ans ; Argenton, âgé de quarante ans et ses quatre enfants, âgés de trois, cinq, sept et dix ans (Argenton et ses enfants n'ont pas été vaccinés) ; Trouvé (Etienne), âgé de cinquante-cinq ans et ses deux filles, une âgée de dix-huit ans et l'autre quinze ans; Jaffrion, âgé de cinquante-huit ans et Royer, âgé de trente-deux ans.

Tous ces malades ont été traités de la même façon par le perchlorure de fer et tous ont guéri; il n'en a pas été de même pour le malade, beau-père de celui qui a fait l'objet de la cinquante-quatrième observation, le nommé Gourdot, âgé de soixante-dix ans, qui n'a jamais voulu prendre le perchlorure de fer, par la raison qu'il n'avait que quelques pustules dans le dos d'une couleur framboisée. Cet homme mourut le neuvième jour de la maladie; son corps, la veille de son décès, présentait une couleur rouge framboisé avec quelques tâches brunes livides. Le malade aurait voulu alors exécuter l'ordonnance du médecin; mais il était trop tard.

CINQUANTE-SIXIÈME OBSERVATION

Je fus appelé, le 14 mars, dans la maison de la nommée Moreau, âgée de trente-neuf ans, propriétaire à Tampenou, pour donner des soins à elle-même et à son fils, âgé de dix-sept ans.

La mère est atteinte depuis trois jours et son fils de la veille seulement.

A l'examen, l'un comme l'autre présentent les mêmes symptômes; pouls à 96, petit; langue chargée; on voit sur les amygdales qui sont gonflées, rouges enflammées ainsi que l'isthme du gosier, dont la coloration d'un rouge vif s'étend en avant jusqu'à la moitié de la voûte palatine, de fausses membranes d'un blanc sale fortement adhérentes; insomnie, perte d'appétit et constipation.

Prescription. — Prendre toutes les cinq minutes jour

et nuit par gorgées la solution au quart de perchlorure de fer à trente gouttes par verre ordinaire ; se purge le lendemain matin avec soixante grammes de sulfate de magnésie et le soir prendre quinze décigrammes de sulfate de quinine.

5 mars. — Le fils est mieux, la coloration d'un rouge vif commence à pâlir et devient rose, les fausses membranes commencent à se détacher dans tout leur pourtour ; pouls à 88. Quant à la mère, il n'y a aucun changement dans son état.

Le 6 mars. — La mère est mieux, la rougeur vive commence à être remplacée par la rose ; les fausses membranes se détachent dans tout leur pourtour, tandis que l'état du fils s'est singulièrement aggravé. Je manifeste à la famille mon étonnement et j'apprends que ce jeune homme, depuis ma dernière visite, prenait une petite gorgée de perchlorure de fer, la retenait dans sa bouche, prenait de suite une bonne gorgée d'eau sucrée, les mêlait ensemble et avalait.

Pendant ces vingt-quatre heures, la maladie s'est singulièrement aggravée ; pouls à 120, les amygdales d'un rouge sombre sont à moitié effacées ; on dirait que les fausses membranes les ont rongées et ont occasionné une plaie à bords déchiquetés dont le fonds est d'un gris cendré ; les ganglions cervicaux s'engorgent, et le cou est gonflé, surtout du côté gauche ; son haleine est d'une grande fétidité.

Le 7 mars. — La mère va de mieux en mieux, elle mange avec appétit et boit du vin rouge.

L'état de son fils s'aggrave de plus en plus, les ganglions sus et sous-maxillaires sont considérablement gonflés. Tout le pourtour de l'isthme du gosier, le pharynx et larynx ainsi que les amygdales qui sont entièrement détruites, sont tapissés de membranes d'un gris noirâtre avec l'odeur infecte.

Ce malheureux se refuse, malgré son état grave, de prendre le perchlorure de fer régulièrement.

Le 8 mars. — La mère est hors de danger; l'état de son fils s'aggrave davantage et ses genoux et ses pieds sont devenus froids.

Le 9 mars. — Il a rendu beaucoup de sang par l'anus, toute sa figure est gonflée; elle est d'un blanc blafard, violacé, la lèvre inférieure renversée laisse écouler la salive; il a vomi du sang noir; tout son corps s'est refroidi et il meurt le 10 mars.

Dès le lendemain, sa tante, qui le soignait, est à son tour atteinte de l'angine couenneuse de la même manière que son neveu; mais cette malade, qui est plus docile, prend du perchlorure de fer tel que je l'avais prescrit; elle prend une purgation dès le lendemain, et le soir quinze décigrammes de sulfate de quinine. Grâce à ce traitement énergique, la malade a guéri au bout de trois jours.

CINQUANTE-SEPTIÈME OBSERVATION

Le 26 mai 1866, la femme B..., âgée de vingt-huit ans, réclame mes soins; deux ans auparavant cette femme avait été atteinte de suette miliaire, dont elle avait été heureusement débarrassée. Il y a deux jours, qu'à la suite d'un travail trop prolongé et fati-

gant, elle dit avoir attrapé une échauffure, et elle a
été obligée de s'aliter.

Je la trouve couchée dans le décubitus dorsal, se
plaignant du mal de tête et de tous les membres; elle
ne dort pas, elle ne peut pas manger de pain; les
oreilles lui sonnent toujours; sa langue est chargée,
blanche et rouge à la pointe; pouls à 96, dur; la respiration gênée; à l'auscultation, on y trouve quelques
râles sibilants; les reins, ainsi que l'hypocondre gauche, lui font mal, et les étouffements qu'elle ressent à
la base de la poitrine l'incommodent beaucoup; son
ventre est un peu développé et donne le son clair sur
le côté droit de la ligne blanche; il est sensible au toucher, surtout à l'épigastre et à la droite de l'ombilic en
allant vers l'hypocondre correspondant; depuis deux
jours, elle n'est pas allée à la selle.

Prescription. — Se purger avec soixante grammes
de sulfate de magnésie; dans la soirée, prendre quinze
décigrammes de sulfate de quinine, et tous les jours
prendre par gorgées au moins quatre verres de perchlorure de fer.

Le 28 mai. — La veille, la malade a fait plusieurs
selles d'une fétidité repoussante et d'un vert foncé
presque noir; elle se trouve un peu mieux et accuse
une douleur forte dans l'hypocondre gauche qui remonte vers l'aisselle; les étouffements sont peu dimi-
nués.

Prescription. — Continuer le perchlorure de fer, et

appliquer sur le côté gauche et sous l'aisselle un large vésicatoire volant.

Le 29 mai. — Pouls à 90, un peu dur ; langue peu chargée, mais rouge sur ses bords ; tout son corps est couvert de sueurs, et on aperçoit sur la poitrine beaucoup de papules rouges ; la malade tousse quelquefois et expectore des crachats sanguinolents ; la douleur du côté gauche n'existe plus ; mais elle est remplacée par la douleur dans l'hypocondre droit, en remontant un peu vers le sein correspondant ; à l'auscultation, on trouve le râle sibilant mêlé à quelques grosses bulles.

Prescription. — Continuer le perchlorure de fer et appliquer un large vésicatoire sur le côté droit sous l'aisselle, et puis prendre matin et soir une pilule composée comme suit :

Poudre de belladone.   0,50

  — thébaïque.   0,05

Sulfate de quinine.   0,50

Kermès minéral.   0,10

Le 30 mai. — L'état de la malade est stationnaire ; pouls à 90 ; la douleur du côté droit persiste ; l'auscultation découvre le râle crépitant à la base du poumon droit et le râle sibilant dans sa moitié supérieure ; les crachats sont toujours sanguinolents ; l'éruption miliaire s'est généralisée et couvre tout son corps ; la peau est chaude, quoique couverte d'une sueur abondante et fétide.

Prescription. — Prendre cinq verres de perchlorure de fer par jour, appliquer un large vésicatoire à la partie postérieure et inférieure du poumon droit, et faire prendre trois pilules par jour.

Le 1ᵉʳ juin. — Le même état continue; on lui a fait prendre un lavement émollient pour la faire aller. Je fais mettre un autre vésicatoire de douze centimètres de diamètre à la partie supérieure et postérieure du poumon droit.

Le 3 juin. — Pas d'amélioration; la malade est très-inquiète; pouls à 88; la peau est toujours chaude malgré les sueurs abondantes.

Prescription. — Prendre sept verres de perchlorure de fer, dont cinq dans le jour et deux pendant la nuit, et toutes les quatre heures une pilule composée comme ci-dessus.

Le 5 juin. — Amélioration marquée; pouls à 76, mou; la respiration paraît libre; les crachats sont blancs; la malade a dormi et demande à manger; le ventre a diminué; à l'auscultation, on trouve encore le râle crépitant à la base du poumon droit; la malade va à la selle sans lavement.

Le 7 juin. — Pouls à 72, assez développé; le corps est couvert de sueurs abondantes et répandant l'odeur de paille moisie.

Le 10 juin. — Le poumon est entièrement dégagé, et l'état de la malade, quoiqu'elle se soit levée la veille durant deux heures, est tellement satisfaisant, que je cesse de lui donner mes soins.

CINQUANTE-HUITIÈME OBSERVATION

Le 15 juin, on vint me chercher pour un jeune enfant assisté qui était arrivé de la veille chez la nourrice.

Cet enfant, âgé de quinze jours seulement, est si faible que la nourrice ne croit pas qu'il pourra vivre.

Sa figure est très-petite, ridée, d'un rouge violacé; la langue est chargée et pointue, rouge dans tout son pourtour; tout l'intérieur de la bouche est rempli de lichen blanc qui lui donne l'aspect d'une cavité tapissée avec du coton-blanc; ses forces sont tellement épuisées qu'à peine si on peut entendre ses vagissements; il ne peut prendre le sein de sa nourrice; paraît insensible; les extrémités sont froides, tout son corps est d'un rouge violacé.

Je fais prendre tous les jours, par petites gorgées (la moitié d'une cuillerée à café) un demi-verre d'eau froide (cent grammes) dans lequel on a mis quinze gouttes de perchlorure de fer.

Au bout de quatre jours de ce traitement, cet enfant a été guéri.

CINQUANTE-NEUVIÈME OBSERVATION

M. T..., âgé de 40 ans, a eu le regret de perdre il y a quelques mois sa fille aînée, qui était atteinte de phthisie pulmonaire; et, à son tour, il se trouve atteint de phthisie laryngée dont le diagnostic ne peut pas être douteux ; car on voit dans le pharynx quelques tubercules de la grosseur d'un grain de chènevis et des ulcérations. Il est en traitement depuis neuf mois, quand tout d'un coup je m'aperçois d'une aggravation subite de son état, qui est due à l'éruption sur la poitrine, le ventre et les bras des papules rouges, surmontées de vésicules blanches démi-transparentes bien caractérisées avec des sueurs modérées répandant l'odeur de paille moisie.

Aussitôt je lui prescrivis tous les jours quatre verres de perchlorure de fer, en ayant soin de supprimer l'huile de foie de morue et le chlorate de potasse dont il était déjà dégoûté.

En continuant l'usage du perchlorure de fer, et prendre pour boisson l'extrait de malt de M. Jean Hoff. Au bout de deux mois mon malade a guéri, et jusqu'à aujourd'hui (quatre ans), cette guérison ne s'est point démentie.

SOIXANTIÈME OBSERVATION

Le 24 juin, je fus appelé auprès de la dame D..., propriétaire à Bouresse, malade depuis cinq mois ; je trouvai cette dame dans son lit, étendue sur le dos. Elle me dit que la maladie avait commencé par les douleurs dans la poitrine et le gonflement des seins, lesquels, petit à petit, en commençant par un noyau central, ont durci en s'étendant de plus en plus jusqu'à la périphérie, de manière qu'au jour de ma visite ils ont chacun le volume d'une tête d'enfant d'un an, d'un blanc grisâtre ; ils sont assez régulièrement arrondis, quoique présentant de nombreuses bosselures, et tellement serrés contre les côtes, qu'on dirait qu'ils sont adhérents ; ils ont l'aspect squirreux ; ils sont peu sensibles au toucher, surtout celui du côté droit, et les ganglions sous les aisselles ne sont pas engorgés. On aperçoit entre les deux seins, sur le sternum et sous l'épiderme, de petits tubercules aplatis, d'un gris nacré, durs au toucher et ayant chacun sept à huit millimètres de diamètre.

Depuis trois mois, cette dame ne dort pas une fois minuit sonné : la tête lui fait mal, elle a des bourdonnements et des tintements dans les oreilles ; langue peu chargée, pointue, et rouge dans tout son pourtour ; son appétit est diminué, sans être entièrement aboli ; elle a mouché du sang ; sa respiration est gênée, et elle éprouve des étouffements à la base de la poitrine ; les reins lui font très-grand mal ; son ventre est fortement météorisé et très-sensible au toucher, surtout à l'épigastre et à droite de l'ombilic, en allant vers l'hypocondre correspondant ; elle est ordinairement constipée ; mais quand elle va à la selle, les matières sont d'un vert foncé, comme noir, et répandent une odeur très-infecte ; depuis quelques jours, elle a fait du sang par l'anus ; on aperçoit quelques papules rouges sur les fesses ; le pouls bat 96 pulsations, petit et dur ; elle se plaint de fourmillements dans les mains ; ses genoux, ainsi que ses pieds, sont froids. Elle a la fièvre toutes les nuits, vers deux heures du matin ; tout son corps est couvert d'une sueur fétide.

Elle a vu plusieurs médecins, qui ont essayé différents moyens sans succès, et on a employé les frictions sur les seins sans obtenir aucune diminution.

Prescription. — Se purger avec citrate de magnésie ; dans la soirée du jour, prendre en trois doses quinze décigrammes de sulfate de quinine ; tous les jours, prendre quatre à cinq verres de perchlorure de fer ; badigeonner les deux seins avec du collodion riciné.

En suivant ce traitement jusqu'au 16 juillet, la malade s'est trouvée mieux. Elle dort et mange assez bien ; pouls à 80, un peu mou ; la langue est nette ; elle ne se plaint plus de fourmillements dans les mains, ni de douleurs dans les reins ; sa respiration est libre, le ventre un peu diminué, à peine sensible au toucher ; on aperçoit à la région lombaire quelques papules rouges, surmontées de vésicules caractéristiques. Les deux seins ont diminué de moitié, sont arrondis et n'ont plus de bosselures ; on les fait mouvoir avec la main avec la plus grande facilité dans tous les sens, et par là on peut s'assurer qu'il n'existe pas d'adhérence entre les seins et les côtes. Les tubercules sous-épidermiques ont complétement disparu.

Je compte sur une magnifique guérison, quand survient une éruption érysipélateuse, recouvrant les deux épaules, le dos jusqu'à la première vertèbre lombaire, contourne le corps et couvre toute la région, depuis l'ombilic jusqu'à la couche du collodion qui recouvre les seins. Elle est accompagnée de fièvre et de vomissements de bile.

Appelé en toute hâte, je tâche de rassurer la malade. Je badigeonne à l'instant même toutes les parties occupées par l'érysipèle avec le collodion, et j'arrête la cuisson qu'elle occasionne ; mais j'ai beau faire, je ne puis obtenir de la malade qu'elle continue le perchlorure de fer. Elle veut bien se purger, même prendre la quinine, s'il le faut, mais pas de perchlorure de fer, car quelqu'un lui a dit que ce médicament était cause des vomissements qu'elle a eus.

Ne pouvant pas être utile à cette dame, je lui ai déclaré que je ne reviendrais pas, et qu'elle demande des conseils à d'autres confrères.

Le 20 août. — On vient me chercher pour elle, en me disant qu'elle veut absolument me voir et suivre mon traitement, car elle ne se trouve plus aussi bien comme elle l'était le 16 juillet dernier.

A mon arrivée, elle me dit que toutes ses misères sont revenues, qu'elle ne dort plus, que son appétit est totalement perdu, que le cœur lui bat souvent, que les reins lui font mal ainsi que le ventre, qu'elle fait du sang, qu'elle a la fièvre toutes les nuits, que le sein gauche lui fait mal, et qu'elle se sent très-faible ; son pouls à 76, petit, sa peau est sèche et chaude, les extrémités froides.

Elle voudrait être purgée, et elle veut prendre la quinine pour couper la fièvre ; elle demande quelque chose pour la faire manger.

Je lui propose le perchlorure de fer ; mais, comme la dernière fois, je n'obtiens rien, et elle s'obstine à ne pas prendre ce médicament. — Sur sa demande, je lui prescris les pilules ferrugineuses de Vallet, le vin de quinquina de Séguin et l'eau de Vichy. Je me retire de nouveau, bien persuadé que sans perchlorure de fer cette dame ne peut guérir.

Le 22 septembre. — On vient de nouveau me chercher pour cette dame, en me disant qu'actuellement elle est tout à fait décidée à suivre mes conseils, car elle reconnaît que j'avais raison.

Je la trouve dans un état affreux : sa figure est pâle, blafarde ; les yeux injectés ; lèvres d'un rouge foncé, laissant écouler la salive ; les seins sont redevenus gros, bosselés et comme adhérents aux côtes ; il y a un gros ganglion engorgé, sous l'aisselle gauche ; respiration gênée ; ventre météorisé, les extrémités sont froides ainsi que le tronc ; en appliquant la main au-dessus de la clavicule, dans le triangle formé par le muscle sterno-cludo-mastoïdien, on sent profondément quelque chose ressemblant à un liquide en ébullition. Le pouls est à 140, à peine sensible. Elle ne peut rien prendre sans vomir aussitôt.

Après l'avoir rassurée un peu, je lui promets, selon sa demande, de retourner la voir après-demain ; mais je préviens son mari que c'est inutile. En effet, elle était morte le 24 septembre.

SYMPTOMATOLOGIE

Rien n'est moins constant que le mode d'invasion de la miliaire, tantôt elle apparaît sans signes précurseurs, d'autrefois la suette est annoncée par un sentiment de lassitude, un malaise général et ordinairement par un frisson initial qui annonce le début de la maladie.

Tous ces symptômes qui annoncent l'apparition de la suette n'ont aucune corrélation entre eux ; et à part ce resserrement à l'épigastre dont nous aurons l'occasion de parler, et qui manque parfois, les phénomènes précurseurs de la suette ressemblent à ceux des fièvres graves. Mais le praticien qui a étudié et qui a longtemps observé cette affection ne peut guère se tromper quand surtout il connaît les symptômes propres à la maladie elle-même ; alors un seul de ces phénomènes survenant d'une manière brusque ou venant compliquer une maladie quelle qu'elle soit, suffira pour lui prédire l'existence de la suette.

Le tableau des symptômes mérite donc d'être fait avec la plus grande attention. A l'exemple de certains auteurs, je n'établirai point de *périodes* dans cette description, car cette manière de décrire les maladies est arbitraire; et toutes les divisions et sous-divisions que l'on fait d'ordinaire ne sont qu'une surcharge pour la mémoire; on les oublie vite, par conséquent, elles ne sont d'aucune utilité. Cette réflexion, que je cherchais depuis longtemps à placer à l'occasion, me paraît être fondée, et maintenant que je l'ai dite, je passe à l'énumération des symptômes que l'on observe le plus souvent pendant le cours de cette affection.

Presque toujours pendant la nuit, le malade est ordinairement pris de douleurs plus ou moins vives dans les reins, qui, en passant sur les deux hypocondres, viennent déterminer des suffocations à l'épigastre; elles sont accompagnées de fourmillements se manifestant dans les doigts, de douleurs plus ou moins vives dans les articulations, et de courbature générale, de céphalalgie, de tintements, de bourdonnements dans les oreilles et de douleurs à la nuque, le tout accompagné d'un frisson plus ou moins intense. La face et les yeux du malade sont injectés, et cette animation donne un tel aspect à sa physionomie, qu'on le croirait en santé.

Circulation. — Le pouls, dans l'immense majorité des cas, est à 96 pulsations : c'est là un signe caractéristique. — L'oreille, appliquée sur la région précordiale, ne fait entendre aucun bruit anormal, ni aucun bruit de souffle; le volume du cœur n'est pas augmenté. Néanmoins, dans la majorité des cas, les battements de cet organe sont irréguliers et le malade accuse des battements qui ont lieu de haut en bas et de droite à gauche, alternativement.

Respiration. — La respiration est plus ou moins gênée. — La dyspnée devient quelquefois extrême, et les malades s'imaginent qu'ils vont périr par suffocation. A la percussion on trouve que la sonorité est moins parfaite, bien qu'on n'entende point à l'auscultation le moindre ronchus ; mais l'expansion pulmonaire se fait moins bien que d'habitude.

Appareil digestif. — La langue est ordinairement peu chargée, elle est très-souvent effilée ; quand la maladie est aiguë, elle est rouge à la pointe et sur ses bords. — D'autres fois, la langue est d'un volume ordinaire ; mais dans le courant de la maladie, il arrive parfois, assez rarement pourtant, que la langue devient épaisse, et elle augmente tellement en largeur, qu'on trouve sur le pourtour de cet organe des déchiquetures déterminées par la pression des dents. —

Le malade est pris d'une soif vive ; l'appétit est très-souvent conservé, au moins en partie ; quelquefois le malade ressent la sensation de la faim.

Le ventre est tantôt augmenté de volume, d'autres fois il ne subit aucun changement ; mais une chose acquise, c'est qu'il est presque toujours tendu, et l'on trouve par la percussion un son qui se localise sur un point situé au milieu d'une ligne qui, partant de l'ombilic, irait à l'hypocondre droit, et correspondrait à la vésicule biliaire.

J'appelle l'attention du praticien sur ce signe, car il sera d'une fréquente utilité pour faire reconnaître la miliaire. Un autre signe non moins important, c'est la

sensibilité du ventre au toucher. Cette sensation pénible est manifeste dans la région épigastrique et surtout
dans l'espace situé entre l'ombilic et l'hypocondre
droit, espace où l'on perçoit le son tympanique dont il
a été déjà question. La sensibilité ainsi que la sonorité de cette région est due probablement à l'irritation
des ganglions du grand sympathique. Il n'y a pas de
gargouillement dans la fosse iliaque droite, comme cela
arrive dans la fièvre typhoïde ; je suis si certain de
l'absence constante de ce symptôme, que sur plus de
mille malades atteints de suette dans l'espace de huit
ans, deux fois seulement je l'ai trouvé. — Le malade
éprouve de la constipation que nous nous expliquerons
par la paralysie survenue dans l'intestin grêle ; par la
percussion l'on constate la présence de matières fécales
qui se sont arrêtées dans le cœcum. Quand l'on a
recours à un purgatif, les matières rendues ont une
puanteur insupportable et ont une couleur d'un vert
foncé ou d'une couleur grise ressemblant à l'onguent
napolitain.

Appareil urinaire. — Les urines sont rares, ne présentent rien de particulier à noter, il y a quelquefois
un peu de dysurie ; d'autres fois il y a suppression
complète, et quand on sonde le malade on trouve parfois la vessie entièrement vide.

Le corps se trouve le plus souvent couvert d'une
sueur plus ou moins abondante d'une grande puanteur
sui generis, d'autres fois elle a l'odeur de la paille
pourrie. — Dans les premiers temps de la maladie, on
perçoit dans la plus grande majorité des cas quelques
papules clair-semées sur les deux fesses.

Au bout de trois ou quatre jours, quelquefois dès le lendemain, ces phénomènes sont suivis d'une éruption qui commence le plus souvent dans le dos, et ensuite elle s'étend vers la base de la poitrine, de là aux bras, etc. Si les auteurs n'ont pas dit que l'éruption se faisait le plus souvent en arrière, c'est qu'habituellement on ne porte point primitivement son attention sur cette partie du corps et l'éruption passe alors inaperçue.

Cette éruption consiste en des papules plus ou moins rouges qui sont répandues sur toutes les parties du corps, et dès le lendemain ces papules sont surmontées de petites vésicules demi-transparentes de la grosseur d'un *grain de millet*. Ces vésicules, par leur agglomération, donnent un aspect *argenté* à la région du corps où elles se sont développées. Cela a lieu très-manifestement dans la région épigastrique et aux lombes. Il arrive quelquefois que ces petites vésicules, se réunissant par groupe de deux, de trois et même de quatre, forment comme une pustule assez régulièrement arrondie et aplatie ayant une couleur d'un blanc clair, et donnent à la partie où elles se sont développées, un aspect nacré. C'est toujours sur le ventre que cette variété d'éruption s'observe.

Cete éruption est quelquefois précédée de l'apparition de plaques érysipélateuses d'un rouge foncé qui se développent sur les deux joues, sur le front; d'autres fois à la partie supérieure de la poitrine. D'autres fois encore, ces plaques contournent le corps à la façon d'un corset, et ordinairement trois ou quatre jours après l'apparition de ces plaques érysipéla-

teuses, l'éruption miliaire a lieu. Disons, en terminant
la symptomatologie, que l'éruption de la suette n'est
point toujours unique; et comme nous l'avons déjà dit,
quand ce n'est pas l'érysipèle qui apparaît comme
symptôme avant-coureur, ce sont ou l'érythème ou
la rougeole ou la scarlatine qui se développent par
plaques, tantôt sur une partie du corps, tantôt sur
une autre. Quand la suette est compliquée d'arthrite
généralisée, il se fait une éruption de quelques taches
de roséole ou herpétique, et bientôt après l'éruption
miliaire devient apparente sous l'influence d'un traitement efficace.

Nous venons de voir que la suette vient compliquer
un très-grand nombre d'affections, et c'est elle qui
leur donne cette gravité qui souvent tue le malade.
Les affections principales qu'elle complique sont la
variole, les *rhumatismes articulaires et musculaires*.
C'est encore la suette miliaire qui, par son apparition
subite, vient enrayer la marche et changer le caractère de certaines affections de poitrine, telles que
la pneumonite, la pleurésie. — J'ai cru devoir énumérer ici les complications de la suette miliaire, pour
que le praticien la recherche dans le cours de ces dif-
érentes maladies.

Après avoir tracé d'une manière on ne peut plus
complète le tableau symptomatologique déjà pas mal
long de cette affection, nous croyons devoir résumer
ici les phénomènes principaux que l'on observe soit
au début, soit pendant le cours de cette maladie. L'é-
noncé seul de ces symptômes que nous appellerons
volontiers pathognomoniques, suffira pour mieux gra-

ver dans la mémoire des praticiens les symptômes à
l'aide desquels ils reconnaîtront à coup sûr l'affection
qui nous occupe et dont on ne soupçonne même pas
la présence; et cependant c'est la suette miliaire qui
donne de la gravité à certaines maladies qui, sans
cette complication, guériraient toutes seules.

Ces symptômes pathognomoniques sont:

1° Le pouls chez les malades atteints de suette est
à 96;
(Voir le tableau ci-contre, pag. 124.)

2° Le ventre est tendu et à la percussion il donne
un son tympanique très-manifeste au côté droit de la
ligne blanche;

3° Le malade éprouve de très-vives douleurs dans
les reins et l'épigastre;

4° Il y a de la constipation; le facies du malade
prend un aspect rouge plus ou moins violacé;

5° Le malade éprouve de l'insomnie; il y a de la
fièvre survenant la nuit, surtout après minuit.

6° Le corps se couvre d'abondantes sueurs et l'é-
ruption enfin a lieu.

Bien que ces symptômes pathognomoniques, une
fois bien connus, suffisent pour diagnostiquer le plus
souvent la suette miliaire. Trop souvent, il est arrivé
que des médecins instruits l'ont prise pour la fièvre
typhoïde à cause du caractère commun que présentent
ces deux maladies, la *septicemie*. Mais si l'on se
pénètre profondément des phénomènes qui sont propres à la suette miliaire, si surtout l'on se rappelle
qu'elle complique un très-grand nombre de maladies, le praticien averti saura, dans ces cas,
combattre cette affection et enlever incontestablement

aux autres maladies qu'elle complique la gravité qu'elles pourraient avoir.

Le plus communément, avons-nous dit, on la confond avec la fièvre typhoïde, et je suis tellement persuadé que cette erreur se commet souvent, que je ne puis résister au désir que j'ai de placer sous les yeux des lecteurs, dans un tableau synoptique, les signes différentiels de ces deux maladies.

(Voir le tableau ci-contre, page 127.)

TABLEAU SYNOPTIQUE DES SYMPTÔMES DIFFÉRENTIELS DE LA SUETTE ET DE LA FIÈVRE DITE TYPHOÏDE

SUETTE MILIAIRE.	FIÈVRE TYPHOÏDE.
La figure est rouge injectée.	Figure pâle avec pourtour de la bouche jaune.
Pouls à 96 degrés et au-dessous.	Pouls à 120.
Langue peu chargée, rouge à la pointe, quelquefois comprimée de droite à gauche comme un coin.	Langue blanche, chargée, plate.
Douleurs vives dans le ventre et les reins.	Pas de douleurs dans le ventre.
Rarement l'appétit est entièrement perdu, quelquefois augmenté.	Perte d'appétit dès le début de la maladie.
Pas ou très-rarement du gargouillement.	Gargouillement dans la fosse iliaque droite.
L'assoupissement est très-rare.	Assoupissement.
Presque jamais d'escharres au sacrum.	Escharre au sacrum.
Presque toujours la peau est couverte de sueurs.	Peau chaude et sèche.
La fièvre a lieu après minuit ou dans la nuit.	La fièvre augmente vers le soir.
Quelquefois le malade n'urine pas depuis un ou deux jours et la vessie est vide.	Quand le malade n'a pas uriné, la vessie est pleine.
Très rarement les dents sont fuligineuse.	Les dents sont fuligineuses.
Constipation presque constante.	Très-souvent il y a diarrhée au début.
Il y a des étouffements qui ont lieu à la base de la poitrine.	Respiration gênée, sans étouffement.
On perçoit au début de la suette un son clair, à droite, vers la ligne blanche.	Ventre noir tympané dès le début.
Marche rapide, une autre fois la marche est très-lente.	Marche lente et régulière.
Préoccupations continuelles, le malade est effrayé, il croit mourir.	Indifférence du caractère, assoupissement.
Dès le début les matières ont une odeur insupportable.	Les matières rendues deviennent très fétides dans la 2e et la 3e période.
Ataxie le plus souvent.	Ordinairement adynamie.
Très-souvent, après la mort, exsudation de sang noir.	Dans la fièvre typhoïde cela n'a pas ordinairement lieu.

CAPITULO [illegible]

[illegible]

ÉTIOLOGIE

L'étiologie présente beaucoup d'obscurité : le principe producteur de la suette miliaire n'est pas plus
connu que celui de la variole, de la rougeole. Les cir-
constances sous l'influence desquelles elle se développe
le plus fréquemment sont : l'état des couches, les
sueurs excessives, l'abus des sudorifiques, l'usage
d'une nourriture trop stimulante, une constitution
faible et délicate, la fatigue, la malpropreté, un climat
froid et humide, les variations brusques de température. Les auteurs lui ont assigné comme causes
presque toutes celles des inflammations en général
sans aucun fondement.

L'individu qui en a été une fois atteint est par cela
même plus exposé à la contracter une seconde et
même un plus grand nombre de fois, quand même il
changerait de localité pour aller habiter un pays où on
la rencontre moins fréquemment. Dans les contrées où
elle a régné épidémiquement, elle s'établit presque
toujours d'une manière endémique. C'est ce qui est
arrivé pour la contrée où j'exerce, et la suette miliaire

9

est venue en quelque sorte s'enter sur d'autres affections, et son apparition a changé depuis 1846 la constitution médicale dans le département de la Vienne
et dans toute la France. On a beau suivre pas à pas
les préceptes de nos grands maîtres dans l'art de guérir,
on a beau reconnaître les symptômes physiques qui
font à coup sûr diagnostiquer la maladie qui se présente,
qu'il serait plus qu'imprudent d'utiliser dans ces différents cas le traitement ordinaire qui, dans d'autres
temps et encore dans certains lieux, guériraient les malades. Un ou deux exemples suffiront pour le démontrer. Un malade atteint de pneumonie qui, avant
1846, époque de l'apparition de la suette dans le
Poitou, aurait vite guéri par l'usage des saignées
réitérées, courait aujourd'hui grand risque d'être
tué, si l'on employait ce moyen.

Autre exemple. Un autre malade étant atteint de
rhumatisme, beaucoup de médecins lui conseilleraient
d'avoir recours à la phlébotomie, ce moyen ne fera
qu'aggraver l'état du malade ; tandis que si, comme
l'expérience nous l'a appris, nous nous tenons en
garde contre la complication probable de la suette
miliaire, évidemment alors nous n'agirons pas en té-
méraire ; mais utilisant, au contraire, chez cet homme
atteint de rhumatisme les moyens que j'emploie contre
la suette et que je vais bientôt faire connaître, 98 sur
100 je guérirai le malade qui, confié en d'autres
mains ne professant pas les mêmes idées, ne serait pas
guéri de sitôt.

La miliaire est-elle contagieuse ? Quelques médecins
ont prétendu le contraire ; mais notre opinion per-

sonnelle est pour la contagion, et j'étaye mon opinion
sur des faits probants qu'on relira avec intérêt dans
les observations que j'ai publiées. Une maladie contagieuse, on le sait, peut se communiquer de trois
manières : ou bien le principe contagieux est transporté par l'air de l'individu malade à l'individu sain,
ou bien il est transmis par le contact, ou bien enfin il
est porté directement dans les systèmes absorbants et
circulatoires. Examinée sous les deux derniers modes
de transmission, la suette ne présente nullement le
caractère contagieux; mais nous croyons fermement
que le principe contagieux est transporté par l'air.
Et combien de fois n'avons-nous pas vu plusieurs
membres d'une même famille atteints de suette, alors
qu'une première personne dans la même maison en
avait été atteinte et qu'elle était soignée par les parents ou les enfants qui étaient auprès d'elle; j'opine
donc pour la contagion. C'est donc par l'air que la
suette se transmet et il n'en est pas autrement pour
le choléra, affection qui a la plus grande analogie et
qu'on a peut-être le tort de ne point traiter de la
même façon que la suette. Je sais bien qu'il y a des médecins, parmi lesquels nous nous contenterons de citer
seulement MM. Vautier et le professeur Rayer qui ont
entrepris des expériences pour prouver la non-conta-
gion de la suette; mais ces expériences ont été mal
dirigées et surtout très-mal conçues; le premier de
ces auteurs a huit fois, chez des sujets atteints de la
miliaire, qu'il savait être bien portants d'ailleurs, ap
pliqué la face palmaire de l'avant-bras sur des parties du corps baignées de sueur; il ne la retirait qu'a-

près un quart d'heure, ayant soin de ne point la recou-
vrir de vêtements avant l'entière vaporisation de cette
sueur. Plusieurs médecins, au rapport de M. Rayer,
se sont inoculés, sans déterminer l'éruption, la liqueur
des vésicules.

Eh bien! de tels faits sont-ils concluants pour ne
point regarder la miliaire comme contagieuse? Évidemment non; ces expériences prouvent seulement que
la maladie ne se transmet pas par contact et voilà tout;
mais on la prend dans l'air comme on prend le choléra
et, soit dit en passant, en 1832 la suette a précédé le
choléra dans certaines localités, et il serait difficile
d'argumenter de tels faits qui sont au-dessus de toute
contestation.

Encore une fois, on ne connaît en aucune façon le
poison spécial qui cause la suette qui a été observée
particulièrement en Picardie, en Normandie, dans le
Berry, le Poitou, le Languedoc.

PRONOSTIC

Le pronostic de la suette qui, depuis son apparition dans certaines contrées, est devenue endémique, et notamment dans l'endroit où j'exerce qui est peu éloigné de Poitiers, est, quand elle est prise au début, peu grave et les symptômes qu'elle présente cèdent presque toujours au traitement complexe que j'ai institué moi-même contre cette affection et qui m'a toujours très-bien réussi. Le pronostic de la suette est donc pour nous peu grave. Mais néanmoins elle a fait un grand nombre de victimes comme cela est relaté dans plusieurs recueils dont je vais reproduire quelques passages. Et ces citations suffiront, je l'espère, pour démontrer à mes lecteurs que l'emploi du perchlorure de fer anhydre contre la suette n'est pas l'œuvre d'un seul jour; mais bien le résultat des recherches nombreuses que j'ai faites pour trouver ce médicament que je décorerai avec justice du titre de spécifique.

Pendant le quinzième et le seizième siècle, la suette anglaise fit autant de victimes que la peste, que

les maladies épidémiques les plus meurtrières. En
1485, Londres perdit la plus grande partie de ses
habitants; en 1506, la mortalité fut, au contraire,
très-peu considérable; en 1517 et 1528, l'Angleterre
fut de nouveau décimée. « On n'a aucun chiffre exact
sur la mortalité, dit M. Littré, mais elle fut excessive,
à en juger par l'effroi qui pénétra toute l'Angleterre.
La maladie fit irruption sur le continent; Hambourg
perdit 1,100 habitants en vingt-deux jours, et
3,000 personnes succombèrent à Dantzig. En 1551,
Shrewsburg perdit 960 habitants dans l'espace de
quelques jours : la mortalité fut si grande dans tout le
royaume qu'un historien parle de dépopulation. » Les
épidémies qui se sont montrées dans notre siècle ont
été, en général, peu meurtrières. En 1821, on compte
102 morts sur 1,980 malades, c'est-à-dire 1 sur
19, 4 (Rayer). En 1841, le septième de la population
des contrées envahies fut atteint et la mort frappa
le treizième des malades (Parrot). L'épidémie de
1839 fut plus grave, car on compte 1 mort sur 8, 2
(Barthez, Landouzy).

MARCHE ET TERMINAISON

La marche de la suette n'a rien de fixe, comme cela arrive d'ordinaire dans tant d'autres maladies et surtout chez celles qui reconnaissent pour cause déterminante une cause spécifique qui nous échappe toujours ; mais dont les effets immédiats sur le sang se manifestent d'une manière évidente. A l'instar de ces maladies générales la marche de la suette est tantôt lente, tantôt rapide ; les faits m'ont surabondamment prouvé que lorsque la suette miliaire avait une marche rapide, sa terminaison était d'ordinaire plus heureuse que lorsque, au contraire, la marche de cette affection était lente et que l'état général et même l'état local changeaient à peine pendant plusieurs jours.

La marche de la suette est tantôt très-rapide, une autre fois et surtout dans les contrées où elle est devenue endémique, sa marche est très-lente ; néanmoins si le praticien a en mémoire les symptômes pathognomoniques que nous avons décrit, il ne la confondra pas avec la fièvre larvée comme cela a souvent lieu ou avec l'albuminurie, et il reconnaîtra avec moi que la leucocythémie n'est autre chose que la suette dite miliaire à marche chronique. Je crois même que la pellagre est la suette de peu d'intensité, de manière qu'elle guérit spontanément chez les individus dont le régime est confortable et qu'elle ne sévit que sur des malheureux qui sont exposés aux privations et au travail continuel; qu'elle réduit souvent à un tel désespoir certains malades, que l'idée du suicide leur est quelquefois venue.

La suette miliaire peut se terminer par la mort ou par le retour à la santé, c'est ce qui arrive d'ordinaire, c'est vrai, grâce au perchlorure de fer et l'usage de la quinine; mais il faut rester toujours sur le *qui-vive* et ne pas concevoir des espérances de guérison qui pourraient être bien souvent illusoires, surtout si le médecin n'était pas attentif, et qu'il ne continuât à donner jusqu'au delà même de la guérison la plus complète des soins assidus à ses malades ou bien que ces derniers ne voulussent pas continuer l'usage de la médication qui leur aura été prescrite et qui le plus souvent aura servi à enrayer comme par enchantement les symptômes réputés les plus graves de la maladie.

La convalescence dans la suette est presque toujours assez longue et plus ou moins pénible. Les malades, comme je l'ai toujours vu, restent assez longtemps faibles, anémiques, surtout quand la maladie a duré longtemps; ils deviennent maigres, ils éprouvent des étourdissements et des faiblesses, symptômes en rapport avec le peu de sang qui existe. Si les malades eux-mêmes ne prennent point les plus grandes précautions d'hygiène pendant toute la durée de la convalescence, il peut y avoir des rechutes et les malades succomber à la suite de nouveaux symptômes qui se déclareront. Deux ou trois cas rapportés dans mes observations en donnent la preuve ; et la plupart du temps, chez nos paysans c'est parce qu'ils reprennent trop tôt le travail que la rechute a lieu.

NÉCROSCOPIE

Un grand nombre d'auteurs qui ont traité *ex pro-fesso* la suette ne parlent point ou parlent très-peu des diverses lésions qui peuvent exister après la mort. Je crois ces lésions fort peu apparentes, si toutefois je m'en rapporte au témoignage de quelques confrères qui, par extraordinaire, ont eu l'occasion d'ouvrir quelques cadavres. En effet, pour nous le rôle que joue dans cette maladie le grand sympathique suffit en très-grande partie à déterminer les principaux phénomènes qui peuvent avoir quelque valeur.

Pour ce qui me regarde personnellement, je dirai que l'impossibilité où l'on se trouve de faire ces né-croscopies, surtout dans nos provinces, a toujours été un obstacle aux recherches pathologiques que j'aurais pu faire, alors que j'ai eu un si grand nombre de fois, et même très-fréquemment, à traiter la maladie dont nous nous occupons.

Quoi qu'il en soit, voici en peu de mots ce que M. Parrot, qui a eu l'occasion d'observer une épidémie meurtrière, a écrit sur les altérations anatomiques qu'il a rencontrées :

Aspect du cadavre. — « Hominum hoc morbo « ereptorum cadavera cito intolerabiliter ferient et in- « tumescunt. » Cette assertion d'Alhoni (*Tractatio de miliarum origine progressa*, etc., p. 65, Augusta Taurinorum 1758) a été vérifiée par M. Parot à Condrieux en 1841. « Il n'y eut pas un mort, dit cet observateur, qui ne tombât immédiatement et entièrement en pourriture, » des lividités cadavériques existaient à peu près constamment aussi bien à la partie antérieure qu'à la partie postérieure du corps. « Ces ecchymoses étaient ordinairement plus prononcées à la tête qui devenait hideuse par ce seul fait qu'elle était sillonnée en tous sens, là par des lignes violettes, ici par des sinuosités verdâtres, ailleurs par des plaques noires ; ces taches ecchymosiques étaient souvent accompagnées par un gonflement qui se rencontrait également plus souvent sur la tête que partout ailleurs et qui contribuait à leur donner cette physionomie monstrueuse. » (Parot, *Histoire de l'épidémie de suette miliaire qui a régné en 1841 dans le département de la Dordogne, Mém. de l'Acad. roy. de méd.*, t. X, p. 454, 1843).

Appareil digestif. — L'estomac est habituellement sain (Parot); quelquefois cependant la membrane muqueuse présente une couleur rouge plus ou moins foncée due à l'injection des vaisseaux capillaires. (Rayer, *Histoire de l'épidémie de suette miliaire qui a régné en 1821 dans les départements de l'Oise et de*

Seine-et-Oise, p. 153 ; Paris, 1822). M. Bourgeois y a trouvé des plaques violacées, noirâtres et un léger ramollissement (Barthez, Gueneau de Mussy et Landouzy, *Histoire de l'épidémie de suette miliaire qui a régné en 1839 dans plusieurs communes de l'arrondissement de Coulommiers*, in. *Gaz. Méd.*, p. 673, 674; 1839).

M. Rayer indique que la rougeur stomacale se prolonge quelquefois dans l'intestin grêle où elle est toutefois beaucoup moins apparente. M. Parot n'a rencontré aucune lésion dans les intestins, sauf dans quelques cas une idjection hypostatique plus ou moins étendue et une légère tuméfaction, soit des glandes de Brunne, soit des plaques de Peyer. Dans un cas, M. Bourgeois a constaté une éruption vésiculaire qui occupait tout l'iléon et le gros intestin ; les vésicules paraissaient ombiliquées, ce qui tenait à ce que leurs parties moyennes étaient transparentes; il en sortait un liquide d'un blanc nacre. Presque toujours M. Parot a vu le foie dépasser d'un tiers son volume ordinaire sans présenter d'ailleurs aucune altération de consistance ou de coloration.

La rate est ordinairement hypertrophiée, presque constamment elle est ramollie, son tissu se laisse facilement écraser sous le doigt. Dans deux cas, M. Parot l'a vue réduite à l'état d'une bouillie noirâtre.

Appareil respiratoire. — La membrane muqueuse du larynx et de la trachée - artère est ordinairement rouge, les poumons sont toujours gorgés de sang, surtout à leur partie postérieure, en avant ils présentent toujours des plaques empyreumateuses nombreuses et très-circonscrites (Parot).

Appareil circulatoire. — Alhoni assurait que la lésion la plus importante et souvent la seule qui se présente dans la suette consiste en une congestion sanguine générale du système veineux. Cette assertion a été vérifiée par tous les observateurs modernes. Presque constamment les sinus méningiens, les vaisseaux veineux pulmonaires, le système de la veine-porte sont gorgés d'un sang épais, noir et fluide.

Les gros artères présentent quelquefois sur leur membrane interne une coloration d'un rouge amarante (Parot).

Le sang retiré pendant la vie ne se couvre jamais d'une couenne; le caillot est large mais le sérum très-abondant; après la mort le sang se montre à l'état de fluidité et de diffluence (Parot).

Le système nerveux ne présente que des lésions variables et peu importantes. M. Parot a rencontré tantôt des adhérences méningées partielles, tantôt le piqueté rouge et un léger ramollissement du cerveau, tantôt un épanchement plus au moins considérable de sérosité dans les ventricules.

Mais ces altérations se rencontreraient-elles toutes chez nos malades qui n'ont la plupart des cas d'autre maladie que la suette et que l'on soigne quelquefois pour d'autres affections qui n'ont avec celle-ci aucune analogie, quant à leur nature et quant au siége?

Nous aurions désiré que l'on en fît mention dans les altérations survenues dans la peau; mais pour cela il aurait fallu connaître à fond l'anatomie du derme et l'appareil sécréteur de la sueur. C'est là encore une idée nouvelle qu'il faudrait méditer, et peut-être un travail sur ce sujet porterait-il de la lumière sur la pathogénie de l'affection qui nous occupe. Il aurait fallu encore examiner le pancréas, je signale en passant cet oubli.

TRAITEMENT

Le traitement curatif de la suette miliaire comporte deux indications principales à remplir, et que, si elles ne sont pas suivies, elles doivent faire préjuger à tort du traitement. Il ne suffit point d'indiquer vaguement ou bien en détail un traitement à suivre ; mais, avant d'affirmer qu'une médication est bonne ou mauvaise, il faut l'avoir employée sans prévention, et avoir observé chaque fait en détail ; faire, en un mot, la médecine du symptôme. Aussi ai-je poursuivi tous les phénomènes de cette maladie par les moyens que l'expérience m'avait désignés aptes à les combattre. Je n'ai point voulu imiter la médecine empirique des anciens ; mais nos devanciers étaient toutefois excusables, car, ne connaissant ni l'anatomie, ni la physiologie, ils ne pouvaient avoir que des idées extrêmement réduites sur le mécanisme des fonctions organiques.

Mais l'art a grandi, et le médecin peut attaquer un grand nombre de maladies par des moyens essentiellement rationnels, et compter sur le succès de leur guérison. Cela a été précisément l'objet de mes préoccupations constantes, et, puisque j'ai pu observer sur une grande échelle, étant dans un pays où la suetté est endémique, je puis présenter en toute confiance aux médecins le traitement au complet de la suette miliaire. Que mes lecteurs me lisent donc avec la plus grande attention, et, s'ils peuvent bien se pénétrer, grâce à mes efforts, de la valeur de la médication que je vais indiquer, je peux leur affirmer par avance que 99 fois sur 100 ils obtiendront une guérison dans des cas qu'ils croyaient désespérés. La suette miliaire, en effet, n'est pas seulement une maladie que l'on reconnaît par ses symptômes propres ; mais elle a des connexions si intimes avec certaines affections réputées très-graves et même incurables, tels que le choléra, la diphthérie, l'arthrite généralisée et même la phthisie pulmonaire, que le traitement que je prescris peut, c'est du moins ma conviction, guérir un grand nombre de fois ces maladies dont tout le monde s'accorde à déclarer l'incurabilité.

Cette manière de raisonner en médecine est peu commune, je l'avoue ; mais que l'on me dise ce que l'on connaît de certain sur ces sortes d'affections que je viens de signaler, et l'on pourra dès lors se convaincre qu'il vaut mieux enseigner les moyens de guérir que de se livrer à des théories surannées qui, par cela même, ont mérité à la plupart des théoriciens des critiques si amères.

J'indiquerai donc ici en détail les moyens que je prescris contre la suette miliaire ; mais avant, nous allons énumérer les différentes médications qui ont été mises en usage contre cette maladie depuis des temps assez reculés jusqu'à nos jours.

La suette, comme nous l'avons dit dans notre historique, a été l'objet de remarquables études, et il en est résulté évidemment, pour chaque auteur qui s'en est occupé, l'idée d'une médication spéciale pour combattre le mal. C'est ainsi qu'on a employé, avec des avantages plus ou moins douteux, les émissions de sang, les narcotiques, les antispasmodiques, les sudorifiques, l'azotate de potasse à haute dose, et au dire de certains médecins, ce médicament a été prescrit avec le plus grand avantage, on a même employé les lotions avec l'eau froide, et tout récemment M. le docteur Bastard, par un esprit d'opposition bien tranché, veut que l'on traite la suette miliaire par les bains tièdes. — Nous nous donnerons bien garde d'ajouter à la nomenclature de ces différentes médications les moyens empiriques de toute sorte qu'on a mis en vigueur pour guérir la suette ; mais il est bon d'indiquer, avant d'établir le traitement que je prescris certains moyens hygiéniques dont ont parlé certains auteurs, et on ne saurait accorder trop d'importance aux préceptes qu'ils recommandent, et qui sont les suivants : De ne point surcharger les malades de couvertures. et de les abreuver de boissons chaudes et excitantes.; on doit modérément les couvrir dans leur lit, les soumettre à une propreté rigoureuse, aérer plusieurs fois par jour la pièce du lieu qu'ils habitent.

Le diagnostic de la suette miliaire une fois bien établi, il importe surtout de remédier à cette affection avec la plus grande promptitude, car attendre avant d'agir pour combattre cette maladie, ce serait perdre un temps précieux qui pourrait être fort dangereux pour les malades. La durée de la maladie est d'ailleurs dépendante de la rapidité avec laquelle on l'aura traitée. Ce qu'il importe donc de faire tout d'abord, c'est de préparer en quelque sorte le malade en débarrassant les voies digestives à l'aide de purgatifs doux et qui ne fatiguent point l'estomac, tels que sel de sedlitz, citrate de magnésie, la scammonée à faible dose, l'huile de ricin, le chocolat de Desbrières, etc. Le soir dans la même journée, et sept à huit heures après l'administration de ces purgatifs, il faudra faire prendre au malade le sulfate de quinine. La quantité de ce médicament sera proportionnée à l'âge et à la constitution du malade; la dose que je donne habituellement est 15 décigrammes à la fois. — Ce qui est important surtout, c'est de savoir choisir l'heure à laquelle il faut administrer le médicament. Il est important qu'il soit administré huit ou neuf heures avant l'accès, et comme ordinairement celui-ci a lieu entre une heure et quatre heures du matin, c'est entre cinq et six heures qu'il faut administrer le sulfate de quinine.

C'est là une règle de conduite basée sur une longue expérience ; mais quand la maladie prend une forme aiguë, c'est alors qu'il convient de ne point attendre pour administrer le remède par excellence contre cette affection, le perchlorure de fer ; que l'on administre aussitôt que le purgatif a commencé de produire son effet, car, nous le répétons, la chose essentielle à faire est de préparer tout d'abord le malade avant d'avoir recours à toute autre médication. Si la marche de la maladie n'est point aiguë, on n'administrera le perchlorure de fer, que, dans l'après-midi, et même si la maladie est chronique, l'on pourra attendre jusqu'au lendemain l'administration du médicament. — Soit dit en passant, la gravité de la suette est toujours en rapport avec l'acuité ou le peu d'intensité des symptômes. La dose du perchlorure de fer, comme celle de la quinine que j'administre au malade, est toujours proportionnée à l'âge, à la constitution et surtout à la gravité des phénomènes qui se présentent. A un adulte bien constitué, robuste, je lui fais prendre de 4 à 7 verrées de perchlorure de fer par jour ; de 1 à 4 verrées aux enfants qui n'ont point dépassé l'âge de douze ans. Le mode d'administration est 30 gouttes de perchlorure à la fois dans 180 à 200 grammes d'eau froide ; pris par gorgées afin que, le médicament étant pris par petite proportion, puisse être mieux assimilable. Une des conditions les plus indispensables, c'est que le sel de perchlorure de fer que l'on emploie soit anhydre et que la solution dont on doit se servir soit fraîchement préparée. La préparation suivante, que je formule ainsi, doit être prise par petites doses :

Perchlorure de fer anhydre. . , . 5 grammes
Eau distillée. . . . . 15 —

    Faites dissoudre.

La préparation avec le perchlorure de fer anhydre ne présente point toujours la même couleur, et sa coloration foncée ne présente rien de bien agréable à la vue. — J'ai essayé d'autres préparations ; mais aucune d'entre elles, et entre autres celle d'Adrian, ne m'a réussi comme celle qui est faite avec le perchlorure de fer anhydre. Il est de petites précautions encore à prendre si l'on veut être sûr de l'action de ce médicament : il faut avoir le soin de ne point sucrer la potion, car il paraîtrait que l'action du médicament se trouvé enrayée par l'addition de ce véhicule.

La suette miliaire ne se présente pas toujours avec des caractères aussi simples, et quelquefois elle est compliquée soit d'une pneumonie ou d'une affection éruptive venant à se déclarer dans le courant de la maladie.

Quand il s'agira donc d'une pneumonie, on appliquera successivement sur le poumon qui est malade de larges vésicatoires volants de 15 à 16 centimètres de diamètre ; en même temps que l'on fera prendre au malade, matin et soir, une pilule ainsi composée :

Poudre de belladone.	50 centigrammes
Poudre de thébaïqne	5　　—
Sulfate de quinine.	50　　—
Kermès minéral.	10　　—
Poudre de guimauve et miel . .	q. ss.

L'on pourrait, suivant l'intensité de la maladie et l'âge du malade, augmenter la dose du médicament.

Si, dans le cours de la suette, il survenait une éruption quelconque, telles que érythème, scarlatine,

rougeole, variole, le traitement avec le perchlorure
de fer ne sera pas modifié, si ce n'est dans le cas de
variole où il sera bon de couvrir en outre la face du
malade avec le collodion riciné, médicament qui réussit à merveille et qui empêche les hideuses cicatrices
que portent certaines gens qui ont été atteints de cette
cruelle maladie. On pourrait avoir recours à des frictions sur le ventre afin d'augmenter l'éruption vers
cette partie du corps et rendre moins confluents celle
du visage. Si, malgré l'éruption variolique, la langue
est humide, pouls à 72, que le ventre ne soit point
douloureux ; qu'à la percussion il ne donne aucun son
clair, que la respiration soit libre, la peau fraîche et
haliteuse et que le malade n'accuse aucun malaise
grave, la variole serait-elle confluente qu'il faut s'abs-
tenir de l'emploi de toute espèce de médication, sauf
l'emploi du collodion riciné sur le visage. Quand la
fièvre puerpérale, l'arthrite généralisée viennent compliquer la suette, le traitement avec le perchlorure de
fer doit être continué avec persévérance et l'on doit
recourir de nouveau à l'emploi des purgatifs et du sulfate de quinine. C'est, d'ailleurs, à la sagacité du praticien que, dans la plupart des cas, il faut s'en rapporter.

Dans la diphthérite, qui n'est autre que la suette
miliaire, moins les symptômes nerveux, il faut administrer au malade, toutes les cinq minutes, jour comme
nuit, une gorgée de la solution au quart de perchlorure de fer dont on a mis trente gouttes dans un verre
d'eau froide de 180 à 200 grammes de contenance,
avec cette différence que l'éruption dans cette dernière

se fait en dedans au lieu d'avoir lieu en dehors ; il faut administrer le perchlorure de fer au malade toutes les cinq minutes, une gorgée jour et nuit sans discontinuer, jusqu'à ce que les fausses membranes se détachent, et continuer l'usage jusqu'à ce que la membrane muqueuse ait repris sa coloration rosée. L'expérience m'a prouvé qu'il est sage, malgré l'usage du perchlorure de fer, d'administrer des purgatifs et même faire usage de la quinine, se conduire, en un mot, comme dans le cas de suette, puisque ces deux maladies ne font qu'une, leur nature étant la même, moins les désordres nerveux.

Dans le cas où le malade montrerait de la répugnance pour la médication au perchlorure de fer, il faudrait remplacer ce médicament par la glace qu'on introduirait dans la bouche un grand nombre de fois par jour, jusqu'à ce qu'une réaction bienfaisante s'accomplisse.

Il est bon, dans la crainte de récidive, de faire continuer l'usage du perchlorure de fer pendant quelques jours.

Et si l'éruption miliaire, accompagnée de sueurs abondantes, reparaît toujours sans discontinuer, et que le malade n'ait plus de fièvre, s'il dort et mange bien et qu'il n'ait plus d'étouffements, alors on peut avoir recours à l'usage de granules d'hydrocotyle asiatica en commençant par deux ou quatre par jour, en augmentant graduellement le nombre jusqu'à douze et même quatorze par jour, selon l'âge et la constitution du malade.

On se gardera surtout, dans la diphthérie, d'avoir

recours à la cautérisation soit avec l'azolate d'argent ou le perchlorure de fer. L'emploi de ce moyen ne sert à rien. Ce qui est simplement permis de faire, c'est de soulever avec une simple pince à pansement les fausses membranes qui pourraient se détacher difficilement.

Après avoir indiqué avant tout le traitement pharmaceutique, il faut indiquer aussi les moyens hygiéniques qui conviennent. Il faut éviter toute cause de refroidissement. Beaucoup de malades, comme je l'ai indiqué dans mes observations, ont eu à se repentir de ne pas avoir écouté les conseils du médecin qui les avait avertis du danger, et c'est à cette cause que sont dues la plupart des récidives que nous avons signalées ; c'est entre autres cette cause qui a déterminé trop souvent la mort de certains malades indociles ou peu soucieux de leur santé.

A cause de la faiblesse générale, suite de la suette, il faut avoir recours aux médicaments dits toniques, stimulants, tels que le vin de quinquina, l'élixir ferrugineux, etc., et surtout prendre des aliments d'excellente qualité et d'une grande fraîcheur. Prendre pour boisson à l'heure des repas et même pendant la journée du bon vin coupé avec un peu d'eau. On fait prendre au malade du café et de la liqueur. Telle est la médication qui m'a réussi dans la majorité des cas, j'oserai dire presque toujours, tant les cas malheureux ont été rares. Comment le perchlorure de fer guérit-il ? Tout me porte à croire qu'il agit comme désinfectant et de plus en rendant au sang la plasticité qu'il a perdue.

Il faut toutefois, dans la crainte de récidive, continuer pendant quelques jours l'usage du perchlorure de fer. Et, si l'éruption miliaire accompagnée de sueurs abondantes reparaît à différentes époques et qu'elle affaiblisse considérablement les malades, comme cela ne manque pas d'arriver d'ordinaire, on fera prendre aux malades des granules d'hydrocotyle asiatica, à la dose de deux pilules par jour et en augmentant la dose jusqu'à quinze pilules, à prendre dans une journée.

Tel est l'ensemble des moyens que j'emploie contre la suette miliaire ; quiconque de mes confrères, à mon exemple, suivra exactement les conseils que je donne, guérira presque toujours la suette, tandis que les auteurs l'ont considérée jusqu'à ce jour comme étant une des maladies les plus meurtrières.

CONCLUSION

Je désire que la lecture de ce travail soit profitable à mes lecteurs. Si, grâce à mes efforts, j'ai pu les entraîner dans la conviction qui m'anime, et que les résultats que j'ai obtenus dans ma pratique leur donnent l'assurance que le traitement que j'emploie contre la suette miliaire est, de toutes les médications qui ont été employées, celle qui réussit presque toujours, et que le perchlorure de fer est le vrai spécifique de la suette, je croirai avoir fait en cela une bonne action, car j'aurai appris aux médecins le moyen de guérir cette affection si redoutée, et dont l'appellation suffit pour attrister ceux qui en sont atteints. Que mes honorables confrères veuillent bien se pénétrer surtout de l'étude des signes et des symptômes qui caractérisent l'affection dont nous venons de faire l'histoire au point de vue clinique, il leur faudra peu de temps et peu de peine pour apprendre à reconnaître cette maladie, et ils acquerront alors très-vite l'assurance que la suette, qui apparaît sous des formes très-variées : dipthérie, pellagre, choléra, nostra, etc., etc., est la maladie qui fait le plus de victimes. Il suffit de faire connaître l'ennemi pour le combattre, et on est certain de l'atteindre mortellement en employant les moyens que je conseille.

Je me propose, dans un travail ultérieur, de démontrer l'analogie qui existe entre le choléra et la suette miliaire, et de prouver que le traitement qui réussit pour l'une de ces maladies réussira incontestablement pour l'autre. C'est la profonde conviction que m'ont donnée l'étude approfondie et l'observation attentive des malades qui en ont été atteints.

TABLE DES MATIÈRES

9 782019 266080